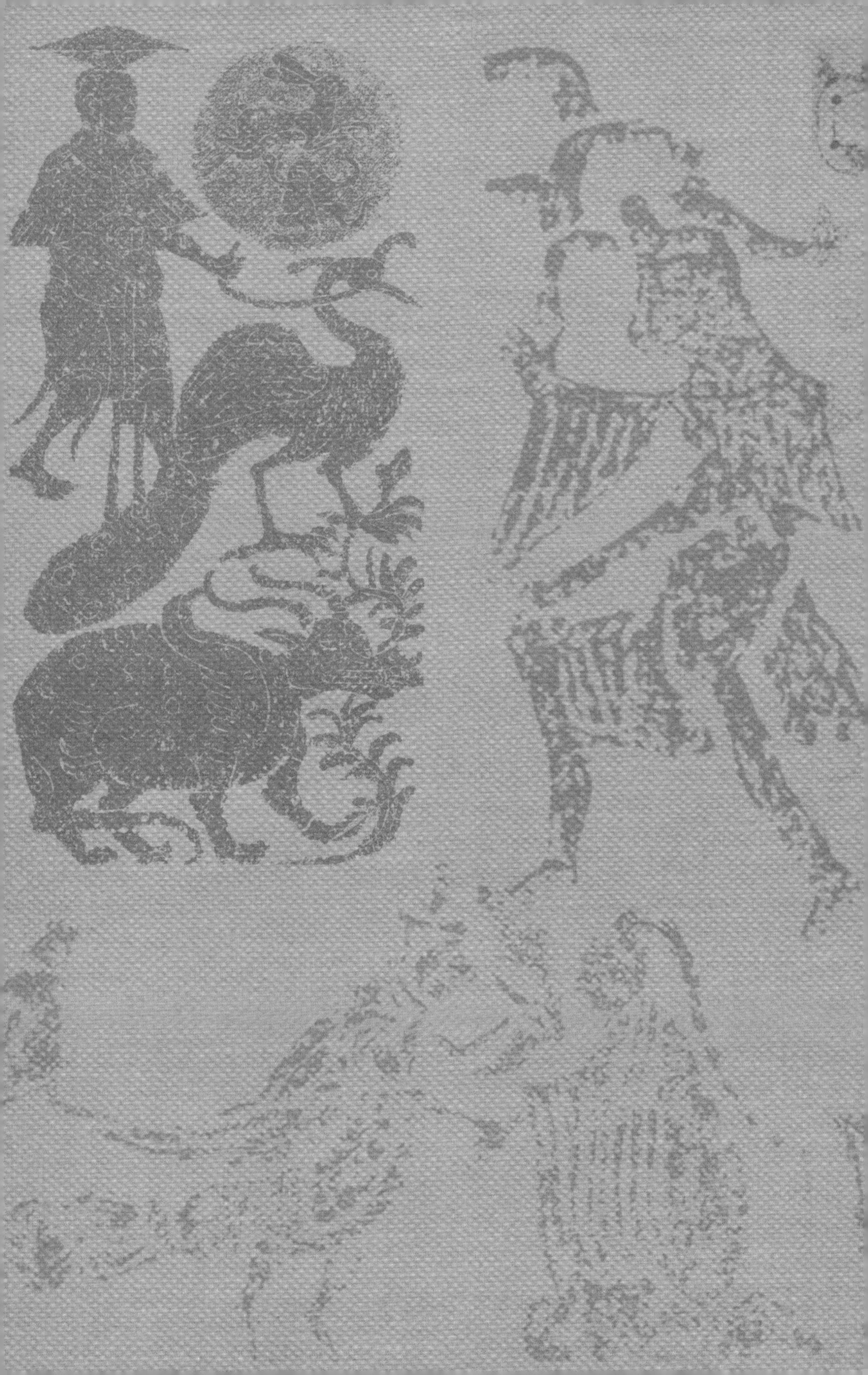

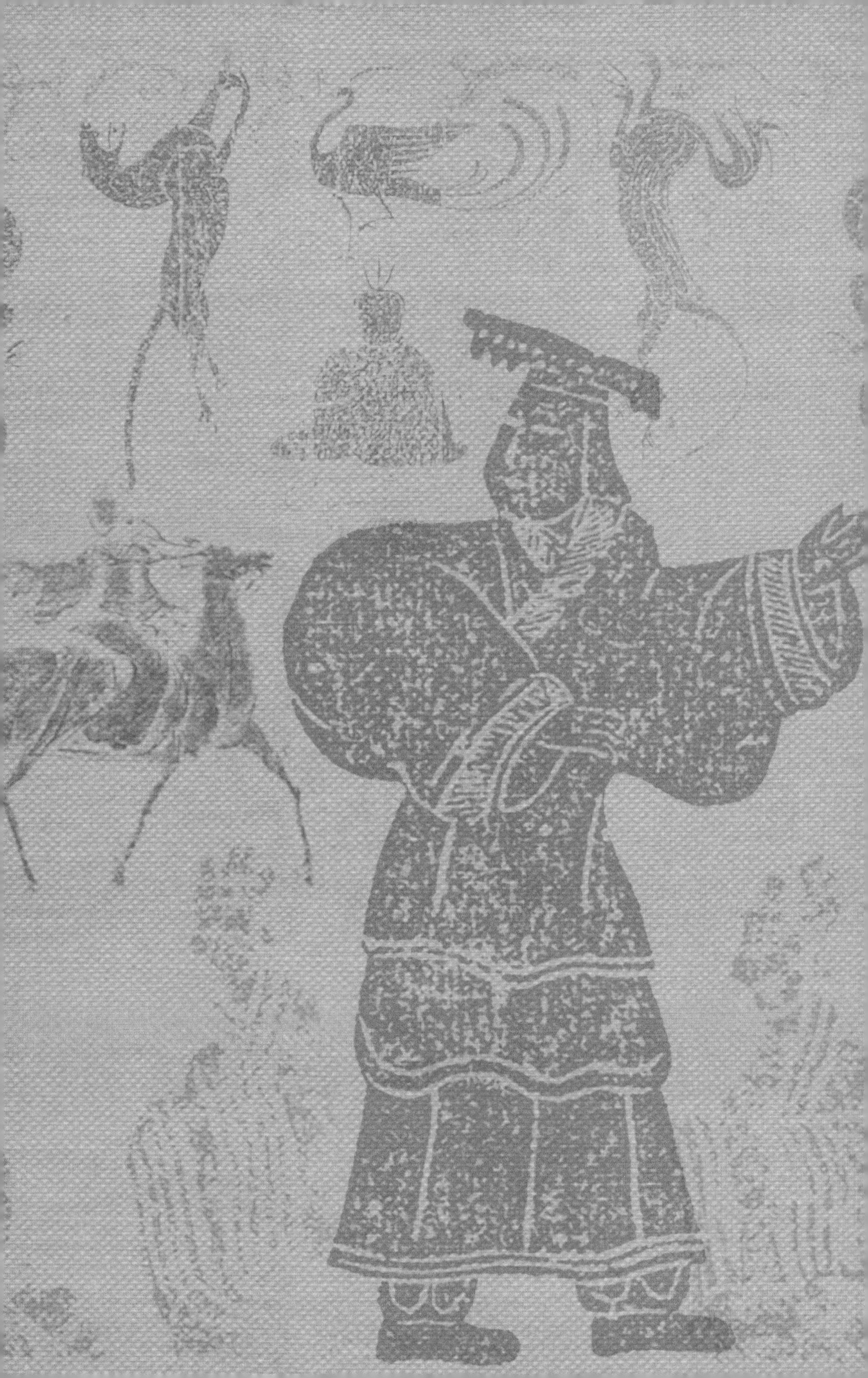

中国古医籍整理丛书

幼科指归

清·曾鼎　著

黄颖　校注

中国中医药出版社
·北　京·

图书在版编目（CIP）数据

幼科指归/(清)曾鼎著;黄颖校注. —北京:中国中医药出版社，2015.12（2024.7 重印）
(中国古医籍整理丛书)
ISBN 978-7-5132-2891-6

Ⅰ.①幼… Ⅱ.①曾… ②黄… Ⅲ.①中医儿科学－中国－清代 Ⅳ.①R272

中国版本图书馆 CIP 数据核字（2015）第 265825 号

中国中医药出版社出版
北京经济技术开发区科创十三街 31 号院二区 8 号楼
邮政编码 100176
传真 010 64405721
北京盛通印刷股份有限公司印刷
各地新华书店经销
*
开本 710×1000 1/16 印张 5.75 字数 27 千字
2015 年 12 月第 1 版 2024 年 7 月第 2 次印刷
书 号 ISBN 978－7－5132－2891－6
*
定价 18.00 元
网址 www.cptcm.com

服务热线 010 64405510
购书热线 010 64065415 010 64065413
微信服务号 zgzyycbs
书店网址 csln.net/qksd/
官方微博 http://e.weibo.com/cptcm
淘宝天猫网址 http://zgzyycbs.tmall.com

国家中医药管理局
中医药古籍保护与利用能力建设项目
组织工作委员会

主　任　委　员　王国强

副 主 任 委 员　王志勇　李大宁

执行主任委员　曹洪欣　苏钢强　王国辰　欧阳兵

执行副主任委员　李　昱　武　东　李秀明　张成博

委　　　　员

各省市项目组分管领导和主要专家

（山东省）武继彪　欧阳兵　张成博　贾青顺

（江苏省）吴勉华　周仲瑛　段金廒　胡　烈

（上海市）张怀琼　季　光　严世芸　段逸山

（福建省）阮诗玮　陈立典　李灿东　纪立金

（浙江省）徐伟伟　范永升　柴可群　盛增秀

（陕西省）黄立勋　呼　燕　魏少阳　苏荣彪

（河南省）夏祖昌　刘文第　韩新峰　许敬生

（辽宁省）杨关林　康廷国　石　岩　李德新

（四川省）杨殿兴　梁繁荣　余曙光　张　毅

各项目组负责人

王振国（山东省）　王旭东（江苏省）　张如青（上海市）

李灿东（福建省）　陈勇毅（浙江省）　焦振廉（陕西省）

蔡永敏（河南省）　鞠宝兆（辽宁省）　和中浚（四川省）

项目专家组

顾　问　马继兴　张灿玾　李经纬

组　长　余瀛鳌

成　员　李致忠　钱超尘　段逸山　严世芸　鲁兆麟
　　　　郑金生　林端宜　欧阳兵　高文柱　柳长华
　　　　王振国　王旭东　崔　蒙　严季澜　黄龙祥
　　　　陈勇毅　张志清

项目办公室（组织工作委员会办公室）

主　任　王振国　王思成

副主任　王振宇　刘群峰　陈榕虎　杨振宁　朱毓梅
　　　　刘更生　华中健

成　员　陈丽娜　邱　岳　王　庆　王　鹏　王春燕
　　　　郭瑞华　宋咏梅　周　扬　范　磊　张永泰
　　　　罗海鹰　王　爽　王　捷　贺晓路　熊智波

秘　书　张丰聪

前言

中医药古籍是传承中华优秀文化的重要载体，也是中医学传承数千年的知识宝库，凝聚着中华民族特有的精神价值、思维方法、生命理论和医疗经验，不仅对于传承中医学术具有重要的历史价值，更是现代中医药科技创新和学术进步的源头和根基。保护和利用好中医药古籍，是弘扬中国优秀传统文化、传承中医学术的必由之路，事关中医药事业发展全局。

1949 年以来，在政府的大力支持和推动下，开展了系统的中医药古籍整理研究。1958 年，国务院科学规划委员会古籍整理出版规划小组在北京成立，负责指导全国的古籍整理出版工作。1982 年，国务院古籍整理出版规划小组召开全国古籍整理出版规划会议，制定了《古籍整理出版规划（1982—1990）》，卫生部先后下达了两批 200 余种中医古籍整理任务，掀起了中医古籍整理研究的新高潮，对中医文化与学术的弘扬、传承和发展，发挥了极其重要的作用，产生了不可估量的深远影响。

2007 年《国务院办公厅关于进一步加强古籍保护工作的意见》明确提出进一步加强古籍整理、出版和研究利用，以及

“保护为主、抢救第一、合理利用、加强管理”的方针。2009年《国务院关于扶持和促进中医药事业发展的若干意见》指出，要“开展中医药古籍普查登记，建立综合信息数据库和珍贵古籍名录，加强整理、出版、研究和利用”。《中医药创新发展规划纲要（2006—2020）》强调继承与创新并重，推动中医药传承与创新发展。

2003～2010年，国家财政多次立项支持中国中医科学院开展针对性中医药古籍抢救保护工作，在中国中医科学院图书馆设立全国唯一的行业古籍保护中心，影印抢救濒危珍本、孤本中医古籍1640余种；整理发布《中国中医古籍总目》；遴选351种孤本收入《中医古籍孤本大全》影印出版；开展了海外中医古籍目录调研和孤本回归工作，收集了11个国家和2个地区137个图书馆的240余种书目，基本摸清流失海外的中医古籍现状，确定国内失传的中医药古籍共有220种，复制出版海外所藏中医药古籍133种。2010年，国家财政部、国家中医药管理局设立“中医药古籍保护与利用能力建设项目”，资助整理400余种中医药古籍，并着眼于加强中医药古籍保护和研究机构建设，培养中医古籍整理研究的后备人才，全面提高中医药古籍保护与利用能力。

在此，国家中医药管理局成立了中医药古籍保护和利用专家组和项目办公室，专家组负责项目指导、咨询、质量把关，项目办公室负责实施过程的统筹协调。专家组成员对古籍整理研究具有丰富的经验，有的专家从事古籍整理研究长达70余年，深知中医药古籍整理研究的重要性、艰巨性与复杂性，履行职责认真务实。专家组从书目确定、版本选择、点校、注释等各方面，为项目实施提供了强有力的专业指导。老一辈专家的学术水平和智慧，是项目成功的重要保证。项目承担单位山东中医药大学、南京中医药大学、上海中医药大学、福建中医药大学、浙江省中医药研究院、陕西省中医药研究院、河南省中医药研究院、辽宁中医药大学、成都中医药大学及所在省市中医药管理部门精心组织，充分发挥区域间互补协作的优势，并得到承担项目出版工作的中国中医药出版社大力配合，全面推进中医药古籍保护与利用网络体系的构建和人才队伍建设，使一批有志于中医学术传承与古籍整理工作的人才凝聚在一起，研究队伍日益壮大，研究水平不断提高。

本着“抢救、保护、发掘、利用”的理念，该项目重点选择近60年未曾出版的重要古医籍，综合考虑所选古籍的保护价值、学术价值和实用价值。400余种中医药古籍涵盖了医经、基础理论、诊法、伤寒金匮、温病、本草、方书、内科、外科、女科、儿科、伤科、眼科、咽喉口齿、针灸推拿、养生、医案医话医论、医史、临证综合等门类，跨越唐、宋、金元、明以迄清末。全部古籍均按照项目办公室组织完成的行业标准《中医古籍整理规范》及《中医药古籍整理细则》进行整理校注，绝大多数中医药古籍是第一次校注出版，一批孤本、稿本、抄本更是首次整理面世。对一些重要学术问题的研究成果，则集中收录于各书的“校注说明”或“校注后记”中。

“既出书又出人”是本项目追求的目标。近年来，中医药古籍整理工作形势严峻，老一辈逐渐退出，新一代普遍存在整理研究古籍的经验不足、专业思想不坚定等问题，使中医古籍整理面临人才流失严重、青黄不接的局面。通过本项目实施，搭建平台，完善机制，培养队伍，提升能力，经过近5年的建设，锻炼了一批优秀人才，老中青三代齐聚一堂，有效地稳定了研究队伍，为中医药古籍整理工作的开展和中医文化与学术的传承提供必备的知识和人才储备。

本项目的实施与《中国古医籍整理丛书》的出版，对于加强中医药古籍文献研究队伍建设、建立古籍研究平台，提高古籍整理水平均具有积极的推动作用，对弘扬我国优秀传统文化，推进中医药继承创新，进一步发挥中医药服务民众的养生保健与防病治病作用将产生深远影响。

第九届、第十届全国人大常委会副委员长许嘉璐先生，国家卫生计生委副主任、国家中医药管理局局长、中华中医药学会会长王国强先生，我国著名医史文献专家、中国中医科学院马继兴先生在百忙之中为丛书作序，我们深表敬意和感谢。

由于参与校注整理工作的人员较多，水平不一，诸多方面尚未臻完善，希望专家、读者不吝赐教。

国家中医药管理局中医药古籍保护与利用能力建设项目办公室

二〇一四年十二月

许 序

“中医”之名立，迄今不逾百年，所以冠以“中”字者，以别于“洋”与“西”也。慎思之，明辨之，斯名之出，无奈耳，或亦时人不甘泯没而特标其犹在之举也。

前此，祖传医术（今世方称为“学”）绵延数千载，救民无数；华夏屡遭时疫，皆仰之以度困厄。中华民族之未如印第安遭染殖民者所携疾病而族灭者，中医之功也。

医兴则国兴，国强则医强。百年运衰，岂但国土肢解，五千年文明亦不得全，非遭泯灭，即蒙冤扭曲。西方医学以其捷便速效，始则为传教之利器，继则以“科学”之冕畅行于中华。中医虽为内外所夹击，斥之为蒙昧，为伪医，然四亿同胞衣食不保，得获西医之益者甚寡，中医犹为人民之所赖。虽然，中国医学日益陵替，乃不可免，势使之然也。呜呼！覆巢之下安有完卵？

嗣后，国家新生，中医旋即得以重振，与西医并举，探寻结合之路。今也，中华诸多文化，自民俗、礼仪、工艺、戏曲、历史、文学，以至伦理、信仰，皆渐复起，中国医学之兴乃属必然。

迄今中医犹为国家医疗系统之辅，城市尤甚。何哉？盖一则西医赖声、光、电技术而于20世纪发展极速，中医则难见其进。二则国人惊羡西医之“立竿见影”，遂以为其事事胜于中医。然西医已自觉将入绝境：其若干医法正负效应相若，甚或负远逾于正；研究医理者，渐知人乃一整体，心、身非如中世纪所认定为二对立物，且人体亦非宇宙之中心，仅为其一小单位，与宇宙万象万物息息相关。认识至此，其已向中国医学之理念“靠拢”矣，虽彼未必知中国医学何如也。唯其不知中国医理何如，纯由其实践而有所悟，益以证中国之认识人体不为伪，亦不为玄虚。然国人知此趋向者，几人？

国医欲再现宋明清高峰，成国中主流医学，则一须继承，一须创新。继承则必深研原典，激清汰浊，复吸纳西医及我藏、蒙、维、回、苗、彝诸民族医术之精华；创新之道，在于今之科技，既用其器，亦参照其道，反思己之医理，审问之，笃行之，深化之，普及之，于普及中认知人体及环境古今之异，以建成当代国医理论。欲达于斯境，或需百年欤？予恐西医既已醒悟，若加力吸收中医精粹，促中医西医深度结合，形成21世纪之新医学，届时“制高点”将在何方？国人于此转折之机，能不忧虑而奋力乎？

予所谓深研之原典，非指一二习见之书、千古权威之作；就医界整体言之，所传所承自应为医籍之全部。盖后世名医所著，乃其秉诸前人所述，总结终生行医用药经验所得，自当已成今世、后世之要籍。

盛世修典，信然。盖典籍得修，方可言传言承。虽前此50余载已启医籍整理、出版之役，惜旋即中辍。阅20载再兴整理、出版之潮，世所罕见之要籍千余部陆续问世，洋洋大观。

今复有“中医药古籍保护与利用能力建设”之工程，集九省市专家，历经五载，董理出版自唐迄清医籍，都400余种，凡中医之基础医理、伤寒、温病及各科诊治、医案医话、推拿本草，俱涵盖之。

噫！璐既知此，能不胜其悦乎？汇集刻印医籍，自古有之，然孰与今世之盛且精也！自今而后，中国医家及患者，得览斯典，当于前人益敬而畏之矣。中华民族之屡经灾难而益蕃，乃至未来之永续，端赖之也，自今以往岂可不后出转精乎？典籍既蜂出矣，余则有望于来者。

谨序。

第九届、十届全国人大常委会副委员长

許嘉璐

二〇一四年冬

王序

中医学是中华民族在长期生产生活实践中，在与疾病作斗争中逐步形成并不断丰富发展的医学科学，是中国古代科学的瑰宝，为中华民族的繁衍昌盛作出了巨大贡献，对世界文明进步产生了积极影响。时至今日，中医学作为我国医学的特色和重要医药卫生资源，与西医学相互补充、相互促进、协调发展，共同担负着维护和促进人民健康的任务，已成为我国医药卫生事业的重要特征和显著优势。

中医药古籍在存世的中华古籍中占有相当重要的比重，不仅是中医学术传承数千年最为重要的知识载体，也是中医为中华民族繁衍昌盛发挥重要作用的历史见证。中医药典籍不仅承载着中医的学术经验，而且蕴含着中华民族优秀的思想文化，凝聚着中华民族的聪明智慧，是祖先留给我们的宝贵物质财富和精神财富。加强对中医药古籍的保护与利用，既是中医学发展的需要，也是传承中华文化的迫切要求，更是历史赋予我们的责任。

2010 年，国家中医药管理局启动了中医药古籍保护与利用能力建设项目。这既是传承中医药的重要工程，也是弘扬优秀民族文化的重要举措，不仅能够全面推进中医药的有效继承和创新发展，为维护人民健康做出贡献，也能够彰显中华民族的璀璨文化，为实现中华民族伟大复兴的中国梦作出贡献。

相信这项工作一定能造福当今，嘉惠后世，福泽绵长。

国家卫生与计划生育委员会副主任

国家中医药管理局局长

中华中医药学会会长

二〇一四年十二月

马序

新中国成立以来，党和国家高度重视中医药事业发展，重视古籍的保护、整理和研究工作。自1958年始，国务院先后成立了三届古籍整理出版规划小组，分别由齐燕铭、李一氓、匡亚明担任组长，主持制订了《整理和出版古籍十年规划（1962—1972）》《古籍整理出版规划（1982—1990）》《中国古籍整理出版十年规划和“八五”计划（1991—2000）》等，而第三次规划中医药古籍整理即纳入其中。1982年9月，卫生部下发《1982—1990年中医古籍整理出版规划》，1983年1月，保证了中医古籍整理出版办公室正式成立，中医古籍整理出版规划的实施。2002年2月，《国家古籍整理出版“十五”（2001—2005）重点规划》经新闻出版署和全国古籍整理出版规划领导小组批准，颁布实施。其后，又陆续制定了国家古籍整理出版“十一五”和“十二五”重点规划。国家财政多次立项支持中国中医科学院开展针对性中医药古籍抢救保护工作，文化部在中国中医科学院图书馆专门设立全国唯一的行业古籍保护中心，国家先后投入中医药古籍保护专项经费超过3000万元，影印抢救濒危珍、善、孤本中医古籍1640余种，开展了海外中医古籍目录调研和孤本回归工作。2010年，国家财政部、国家中医药管理局安排国家公共卫生专项资金，设立了“中医药古籍保护与利用能力建设项目”，这是继1982～1986年第一批、第二批重要中医药古籍整理之后的又一次大规模古籍整理工程，重点整理新中国成立后未曾出版的重要古籍，目标是形成并普及规范的通行本、传世本。

为保证项目的顺利实施，项目组特别成立了专家组，承担咨询和技术指导，以及古籍出版之前的审定工作。专家组中的许多成员虽逾古稀之年，但老骥伏枥，孜孜不倦，不仅对项目进行宏观指导和质量把关，更重要的是通过古籍整理，以老带新，言传身教，培养一批中医药古籍整理研究的后备人才，促进了中医药古籍保护和研究机构建设，全面提升了我国中医药古籍保护与利用能力。

作为项目组顾问之一，我深感中医药古籍保护、抢救与整理工作的重要性和紧迫性，也深知传承中医药古籍整理经验任重而道远。令人欣慰的是，在项目实施过程中，我看到了老中青三代的紧密衔接，看到了大家的坚持和努力，看到了年轻一代的成长。相信中医药古籍整理工作的将来会越来越好，中医药学的发展会越来越好。

欣喜之余，以是为序。

中国中医科学院研究员

马继兴

二〇一四年十二月

校注说明

《幼科指归》二卷，清代曾鼎著。《幼科指归》为儿科专著，汇聚了曾鼎一生对幼儿的行医经验。书中对小儿初生逐次蒸变及蒸变论治所论尤详，其精于脉理，对小儿三指脉法所论颇为详细。卷二论述急慢惊证、发搐证、癫痫证的辨治，除综合各医家之说外，还阐明其对小儿疾病的独特见解，所附方药大多为前辈经验用方，曾鼎在书中还总结了运用这些方药的经验。

本书初刻本为清嘉庆十九年（1814）忠恕堂刻本，其后有清咸丰六年（1856）龙文堂刻本，存世的还有清解经书屋抄本，各版本之间无明显差异，均为二卷。

根据刊刻较早、内容完整、校印较精、错误较少的选本原则，此次整理选用清嘉庆十九年甲戌忠恕堂刻本（简称“忠恕堂本”）为底本，以清咸丰六年龙文堂刻本（简称“龙文堂本”）为主校本，以清解经书屋抄本（简称“解经书屋本”）为参校本。

关于校注整理的几点说明：

1. 采用简体字横排，用新式标点，对原文进行重新句读。

2. 凡底本中因写刻致误的明显错别字，予以径改，不出校。

3. 底本中的异体字、古字、俗写字，统一以规范字律齐，不出校记。

4. 原书中的方位词“右”统一径改为“上”，“左”统一径改为“下”。

5. 底本目录与正文标题不一致者，据正文厘订目录。

6. 原书叙前有“盱江曾香田辑幼科指归忠恕堂藏版”字样，今一并删去。

7. 对个别冷僻字词加以注音和解释。

8. 卷一开头处有“南城曾鼎香田氏辑订”字样，今一并删去。

9. 原书中“症”“证”混用，难以按现在中医书中概念逐一区分，所以不影响原意的，一般不改不注。

叙

万物杂然于天地间，靡不借滋培以生长也。人为万物之灵，其有借于滋培者，不当比群物而更重欤。重者何？重之以时也。不重于既生之后，亦不重于初生之日，必也重于未生之先焉。第人当未生之先，则无形无影，从何滋之？从何培之？此说未免凿空①，非也。盖在其母之自为滋培者，当其胚胎在腹，节饮食，慎寒暑，毋伤淫佚，勿遇忧怒，无一而非滋培之道，虽滋培其母，即滋培其胎。此慎重胎元，先当专责于其母，令其气血清和，根基纯厚。及至分娩而后，再加以断脐、开乳、擦洗、哭睡，在在得法，未有不易生而易育，纵或有病，亦易治耳。夫人之初生于地也，如水上之泡、草头之露，内无七情六欲之扰，外无五味八珍之侵。凡有风凉、湿燥、惊迷、毒肿等症，皆先于胎中禀受其母而来者。医苟不详其母之平日滋培若何，而孟浪以治，所谓哑病则诚哑矣，吾惧其乍投生门旋归地府也。至于望色察纹、蒸变周转以及三指之脉，业已分列十余则，并绘各图，或掇引前言，或创参臆解，或此未发明，他复详论，殚心竭力，犹觉挂一漏万，特用以为津梁可也。若痘疹，尤幼科极大关头。余于乾隆丙午岁托迹京师，受诸当事者劝，编著《痘疹会通》，授梓行世，因时有他聘促行，致校对未确，字画不无亥豕②。后携板南还，故未续刷，兹复详正其讹，汇

① 凿空：凭空无据。

② 亥豕：把亥字错成豕字，指书籍刊印时文字因形近而误。

函付墨。自知庸陋之见而谬存仁寿之心，不禁为天下效一得之愚尔。

八十老人香田曾鼎书

目 录

卷 一

卷 二

卷　一

小儿下地慎重看养之法

小儿生时，胞衣随胎而下者最妥。否则，胞衣后下，将儿抱好，用纸捻烧衣痕带断下，以草鞋坠住胞衣。小儿即用荷叶熬水，候温洗擦。水不可热，亦不可太冷。用旧绸入水，浸湿擦儿，自上至下，顺行轻擦。不可横擦，恐伤内气。速行为妙，恐其受寒。灯火不可乱用，前胸、两乳、肚腹万不宜用。速即包裹，令其安睡。睡后哭，哭后睡，听其自然，切不可动之。哭则清气升，睡则恶气降，胸腹之间，上下左右，气血贯通。俟解过胎屎，对周一日夜，方可开乳。倘开乳过速，胎元恶气留积在中，多有脐风、惊搐、胸懑、五痫等症。若已过一日夜，则胎中秽恶俱从解与哭，升降俱清，气血易调，然后开乳。不唯生下少病，长大亦且心灵。

开乳之前，先用青细布一块，茶浸，轻缓洗擦舌上正中，两旁齿根，上下唇吻，勿令吞下。其绸擦一下，即洗净再擦。擦洗三遍，仍令复睡。醒后再洗一次，即用真雅州野连一分，无则改用云连，酒炒干一次，乳炒干二次，连要去芦①，加葱白一寸，用河水蒸好，至过一日一夜，

① 芦：原作“庐”，据解经书屋本改。

方可服。服时宜温，喂以小茶匙半匙，停刻又喂半匙，缓缓喂以五匙而止。再令其睡，醒后再喂一匙。将乳缓缓喂以五匙，不可过多。听其熟睡，醒来仍前再喂。一时服三次，夜亦如是。吃乳时，必要坐起端抱，断不可侧卧倒吃。每早俱要洗擦口舌牙根。小儿虽赖乳养，总不宜过多，时时吃之。俟过蒸变之一次，候清气渐旺，略加其乳，亦不可过，恐成乳积。再儿食乳，或有睡时即要去乳，切勿含于口内，至为内伤，万难救治。尤难解者，时人多以贡墨开乳，不知墨乃油烟制成，血见黑则止。小儿胎中恶血未净，心血未开，即用墨止之，塞其心窍，闭其血道，何从生发，为害不甚大乎。

一周之内，人知小儿不可令寒，不知不可过热，热则受害更甚。即如抱裙一物，刻经日晒火烘，必须歇去热气，然后用之。若盛夏烈日晒过，尤必置地下稍歇，沾沾土气，方不受暑。即有人从太阳地走至，切不可令近小儿身边，恐闻暑气归于儿腹。若值蒸变之时，必不能转运，或热或惊，或吐或闭，大小便各症，从此而来。治之不得其法，又艰于药饵，便成不治。至孀居及年老妇人，勿使时与小儿亲近，恐夺其气。总之，致病必有根由，全在望闻得法，细加审辨，可无误矣。

小儿初生逐次蒸变转运十二经络法

一个月　足少阴肾经名大钟。初生至三十二日，一变。主生藏精。

二月　足太阳膀胱名飞杨。至六十四日，一蒸二变。主发耳与尻①冷。

三月　手少阴心经名通里。至九十六日，三变。主藏神，性喜。

四月　手太阳小肠经名②支正。是至一百廿八日，二蒸四变。主发汗出而微惊。

五月　足厥阴肝经名蠡沟。配至一百六十日，五变。主藏魂，喜笑。

六月　足少阳胆经名光明。至一百六十日，六变。生甲木，主发两目不闭而赤。

七月　手太阴肺经名列缺。至二百二十四日，七变。生辛金，主藏魄，生声。

八月　手阳明大肠经名偏历。当至二百五十六日，四蒸八变。主发肤热，或发汗，或不发汗。

九月　足太阴脾经名公孙。寄至二百八十八日，九变。主藏意智。

十月　足阳明胃经名礼仪。至三百廿日，五蒸十变。主发食少，腹痛而吐乳。大便解绿色稀屎，此系六腑转运，切不可作病医。

手厥阴心胞络经，内关。

---

① 尻（kāo）：屁股。

② 名：原作“各”，据龙文堂本改。

手少阳三焦经，外关。

此二经虽属无形，而所主之关系甚重。后六十四日，为一大蒸，计三百八十四日。又六十四日，为二大蒸，计四百四十八日。又六十四日，为三大蒸，计五百一十二日。变蒸毕矣。

小儿蒸变已周治论

凡小儿有病，总不过因感受风寒暑湿热及乳积惊恐等弊。细按根由，治之得法。近时医家，不论少壮老稚，唯知补之一法。概谓先天不足，而病情置之不论。即小儿尚未出蒸变之期者，不知蒸变之法，稍有未安，亦谓先天不足。夫蒸变未满，则五脏六腑尚未圆足，不能一气周通，何以谓其不足，而乱投之参术姜附等药耶，毋乃速之死耳。故必审其所受风寒、暑湿、热痰、乳积等弊，又必分辨春夏秋冬四季时令。对症用药，如法治之。岂可专以虚论，而妄用参术为哉。只须轻轻散解，清利消化，乃为得法。

小儿一周之后治论

凡小儿周岁以外患病，医家亦知凭借望闻二字。讵[①]知望色闻声，工夫非易。《礼运》曰：人者，其天地之德，

① 讵（jù 拒）：岂，怎。

阴阳之交。下文又云：故天秉阳，垂日星；地秉阴，窍于山川。山泽，通气也，播五行于四时。五行，一阴阳也。质具于地，气行于天，春木、夏火、秋金、冬水，各主其事，以成四时。而四时交接，必由中央之气，以运转其间，如枢然。经多不及中央土者，非省文也，盖不言而喻也。

人有心肝脾肺肾，内五行也。耳目舌鼻唇声，外五行也。内外相关会，有诸内必形诸外也。心寄象于舌，舌宜红润，不宜白黄黑干。舌居中，不宜缩与出。肝寄象于目，二珠贵黑白分明，瞳子贵光明，转动有神，白珠更忌青红。肺寄象于耳，耳宜温润，不宜热，微冷亦不妨。脾寄象于鼻准与上下唇，准头宜温，忌冷及扇动，唇宜红润，忌紫白与干燥。肾寄象于声音，声清而喨①则为音，犹云余音袅袅，不绝如缕。此五者之表里内外，大略如此。

本此以望而知之，闻而知之。再加细问，有无寒热，起自何时；吐乳与咬乳否；小便长短，其色若何；大便多寡，其色若何；或日或夜，孰轻孰重；睡后鼻息清顺否。从此审察病症由来，或重或轻，有治无治。剖决既清，定方有据。轻轻一二剂，不觉手到病除矣。孩提之童，不识不知，夭折生成，皆听命于医，医能勿慎欤。甚或利欲熏

① 喨（liàng亮）：（声音）响亮。

心，张大其词，惶惑其亲，写方暗藏机械，坑陷人命，实乃忍心害理也，能不伤哉！

面部正色当合四时参观论

春属肝木，青为正色。夏属心火，赤为正色。秋属肺金，白为正色。冬属肾水，黑为正色。逢四时之末，兼余气十八天，交剥之道。土为中枢，中央属土。《易·坤》曰：君子黄中通理。又曰：天玄而地黄，黄在中，位之正也。正位居体，而畅于四肢，发于事业。亦即《礼运》言：五行之动，迭相竭也。五行、四时、十二月，还相为本也，即生生不息之道也。夏至之前属脾土，黄为正色。人身亦小天地，以阴阳为端，以五行为质。阴阳和，则五行顺动，何病之有。否则，春现白，金克木；夏现黑，水克火；秋现红，火克金；冬现黄，土克水。此皆不合时之正色。色一不正，病即至矣。再若加以干枯，病必不治。惟皮里稍有润泽，两眼有神，细思治法，或可望生。

气色生克治法论

看小儿，全在明辨气色。仰面部位，分晰清楚，即外以征内。两眉心候肺，如红则火色，青则风色，黄则湿色，黑则痛色，白则寒色。两眼之中为明堂，乃心之部位。明堂之下，在鼻之中，乃肝之部位。肝位之两旁，以候胆。鼻尖之两旁，以候胃。两颏之上，以候肾。肾位之上，以候大肠。肝胆位下，鼻之两旁，以候小肠。肺位之上为额，以候咽喉。额之上，以候头面。心位之旁，以候胆。中鼻之下，人中为承浆，以候膀胱。三焦无部位，上焦寄于肺，中焦寄于肝，下焦寄于膀胱。其余各部位，俱照《灵枢经》。

五色之见，各出于本部。可按五色以断，亦如肺经断之，无不应验。但其中有生有克。如青者而有黄色，则木克土矣；红者而有黑色，则水克火矣；黄者而有红色，则火生土矣；黑者而有白色，则金生水矣。克则败，生则成也。治之之法，克者救其生，生者制其克，非是不能疗病。然其中有从内出外，由外入内。从内出外者，病欲解而不欲藏；从外入内者，病欲进而不欲散。欲解者病轻，欲进者病重也。治之之法，解者助其正，深者逐其邪。约略举之，此为定论。

至看部位以究其内，虽通①男妇老少，莫不皆然。然内外何以别之？盖色之沉而浊者为内，色之浮而泽者为外。五色既见于部位，必细察其浮沉，以知其病之浅深；确审其枯润，以知其症之生死；静按其聚散，以决其病之远近；细揣其上下，以穷其病之底里。更有妙者，察五色之有神无神。色虽黯而神存，病重亦生；色明而神夺，虽无病亦死。其有神无神，又何从而辨？辨于色之黄明。色

① 通：原作“统”，据龙文堂本改。

黄而有光彩，隐跃于皮毛之内，虽五色分见，亦无大患。此观神之法，不可不知也。小儿问之不知，切之不足，非从此而求之，又将何处下手。欲行幼科者，其亦辨之，宜早辨欤。

预防脐风法

小儿七朝脐风，先由母怀胎而来。因多食鸡鱼，致肝气不和，令儿受之，遂已伏害。或因断脐受风，洗擦不匀；或因开乳未过周日，浊气未尽。种种为害，至七朝必发脐风，最为恶候。小儿下地，听其声清亮，保无脐风。声音啁唧①，多有脐风，务当设法预防。用驼绒、父母发，用皂壳煎水洗净，并白丝绵入火煅存性，和匀少许。断脐后，安置脐上，用绸包裹，不可过紧，亦不可过松，切勿乱动。至三朝去裹细看脐周围，有无红丝，及用手轻按有无硬处，若有必成脐风。即用花针于丝硬上刺散，再用蚕茧、烟红、紫草茸三味，火煅存性，为末，加麝香一厘，和匀，周围搽上。不可过多，仍要包裹。七朝不发无虞，发则万难救治。

按计蒸变论

天开于子，必至子时而清气始能上升；地辟于丑，必

① 啁唧（zhōujī 周鸡）：鸟虫鸣声。

至丑时而浊气始能下降。可见天地清浊之气，亦逐渐而升降，以分阴阳。况人初生天地之中，受天地之阴阳以成身，自必逐渐以受天地之阴阳，而后身乃能成。《内经》云：变且蒸。非即所谓逐渐乎，时以成身者欤，曷为而变且蒸也。自生之日，至三十二日为一变。再六十四日，为二变一蒸。变以三十二日为一次，蒸以六十四日为一次。按计两次变，则一次蒸。凡十变五蒸，共计三百二十日，名曰小蒸变。已蒸变十经络矣，尚有厥阴心胞络、手少阳三焦两经俱属无形。然正惟无形，而以无形总统于有形。空洞沕穆之气主宰一身，故后六十四日为一大蒸。大蒸者，并前小蒸之经络，而复蒸也。按大蒸有三次，凡一百九十二日。大小蒸变，实共计五百一十二日矣。盖变者，变生五脏；蒸者，蒸养六腑也。阅一蒸变，而情态辄异；再阅一蒸变，而情态更异。靡不受天地之阴阳以成气血。同天地一日之升降，而受天地一日之阴阳；同天地一月之升降，而受一月之阴阳；同天地一岁之升降，而受一岁之阴阳。于是阴阳足，斯气血足；气血足，斯脏腑足。因而精神智意皆生，因而经脉骨筋并长。所以必小变十，小蒸五，大蒸三也。此逐渐以成身之时也。然则逢蒸当变之时，美也，非病也。胡为有体热气上之状耶。试观龙变而云兴雨沛，虎变而谷响山鸣。《易》曰：乾道，变化。《尔雅》释曰：蒸蒸作也。则可知变以有而至无，复以无而至有，固属极动极作之道。体热气上者，为动作而使然。第古人惟恐蒸变之时，兼感寒邪，有碍经络，故立以和平之法，略为调解，以助其转移之力耳。吾愿后之学者，凡治未出蒸变之小儿，务当问明生时几何，便可按日计月，审其正值何经主发，庶不致妄投峻剂，反伤气血也。蒸变之时，岂可忽诸。惟愧迂疏寡陋，不能尽发其蕴，只作蛙鼓之鸣，以期共保婴儿之意而已。并另列逐月蒸变全条，详注穴名经藏以备参。

辨芽儿变蒸不清治法

凡芽儿生下，气血清和，食乳有节，断无阻碍，变蒸不觉。倘有时哭不宁，不喜吃乳，必系变蒸不能转运。务斟酌审明，轻轻对症调治。

苏防饮

防风二分　苏叶一分　桔梗二分　陈皮一分　甘草六厘　久陈姜皮一分

此方专治至半岁时，外邪内闭，鼻息不清，恐蒸变不顺。蒸汤服二三茶匙，停二三刻，再服二三匙。吃药后切不可吃乳，过一时方可，少服为妙。未愈，晚间照时再服三匙。以后服药，务照此法。

荆苏饮

微炒荆芥二分　苏叶一分　陈皮一分　白芷半分　甘草六分　灯心五根，每根三寸，引

此方专治风热不清，皮外常发红点，不时常哭，小便

短。不哭，小便长，不必服。

清风凉膈饮

防风一分　苏叶一分　桔梗二分　连翘三分　白菊二分　化红一分　龙脑叶半分　甘草一分　灯心六根，引

此方专治两眼不清，夜间多哭，因内热所致。务看齿上，恐生白点，即将银针挑去，硼砂少许擦上。每日清晨用茶洗净口内上下两边，并舌、牙根。平日亦①宜常洗。

大清凉饮

防风二分　薄荷叶半分　赤芍二分　法制川连二分　连翘三分　白菊三分　浮青一分　化红二分　桔梗三分　甘草一分　灯心八根，引

此方专治不时烦燥不宁，舌干唇紫。火冲乳头，加干葛三分，竹叶二分，炒芩二分，泉曲三分。小便不通，加木通三分。

此方专治两眼不开，烦热面红，舌粗唇干等症。

开郁散惊饮

酒浸川羌五分　赤芍二分　九转胆星二厘　龙脑叶一分　酒蒸川郁金三分　上化红二分　制天麻五分　制直僵蚕八个　栀炭去壳，五分　甘草二分　灯心十根，引

临服，加姜汁小茶匙半小匙，对服，或再少加竹沥。

此方专治变蒸至足厥阴肝经，交足少阳胆经，引动内

---

① 亦：原作“六”，据龙文堂本改。

风火。倘有不清，陡发惊搐，切不可作急惊风治。断不可用双钩引风入内，变症不轻。斟酌此方，渐次照前，频服自安。

戒乳母自慎调摄论

决流者必溯其源，引枝者必护其根。源有塞而流不清，根有坏而枝不长。此治水种树之道则然，宁谓其母之育子而独不然耶？夫婴儿之初生也，不能自有饮食情欲，只以母之饮食情欲为饮食情欲。盖母之饮食情欲，悉运行于乳。子食乳于腹，故饮食情欲即母之饮食情欲也。母固为子之源，为子之根者，如欲望子之无病而易育，必也自慎调摄矣。假令不慎，伤寒则子病寒矣，受热则子病热矣。或吐或泻，或胀或闭，或疮毒，或惊搐，无不由母之五味偏好偏嗜所致，无不由母之七情过举过动而来也。独是母反得无病，何也？饮食乍咽，而乳汁遂与之相通；情欲辄投，而乳脉即为之同应。非母之能免于病，而母之可以生病者，尽从乳中而去也。正惟不病母，而子之病所以更多而更重。

然则乳母果如何而自慎乎？淡泊养宁静之天，谨防外害；冲和消暴溺之气，力遏内侵。将见婴儿皆伟躯而伟貌，乳母亦多女而多男，可不谓善欤。否则，身既失于自调，乳乃贻乎子病，于是急而求医，而不知医虽未必皆愚，然亦未必皆贤。求医之家，又岂能辨其医之贤愚乎。设遇愚昧之医，不审根源，只记数方，笼统开用，不啻阎罗王之捉命差也。吾故唇焦舌烂，断不能少宽医罪，却亦不得不为乳母戒。与其不能辨医之贤愚，徒甘唯命，何如自慎调扰，奚用医为？吾若曰消患于未萌耳。

观面部辨色主症

凡小儿，半周两岁为婴儿，三四岁为孩儿，五六岁为小儿，七八岁为龆龀[①]，九岁为童子，十岁为稚子矣。

三指在发际间定治法

《全幼心鉴》云：小儿半岁之间有病，当于额前、眉端、发际之间，以名中食三指横按之。儿头在左，举右手；在右，举左手。食指为上，中指为中，名指为下。若三指俱热，主感受风邪，鼻塞气粗，发热咳嗽。若三指俱

① 龆龀（tiáochèn 条趁）：垂髫换齿之时，指童年。

冷，主外感内伤，发热吐泻。若食中热，主上热下冷；名中指热，主夹惊；食指热，主胸膈气满，乳食不消。分明指下，再明辨色，再观面部，辨色定治。

额间赤色，主心经风热，烦燥惊悸，发热作渴，饮水无度，叫哭不宁，皆属本经实热，宜用泻心，以清心火。微赤喜卧，惊悸发热，虽渴饮少，属本经虚热，用秘旨安神丸以生心血。青黑，主惊风，腹痛多哭。青黑甚，主心烦腹疼，此寒水胜心火，为贼邪所至，用益黄散以补脾胃。微黄反燥，主惊疳，此心经积热症，用秘旨安神丸以养心血。骨蒸作渴，盗汗，头发干黄，此为肾疳，用地黄丸以滋补肝肾。

左脸青或兼赤，乃肝经风热，项强，顿闷，发搐，目劄，瘛疭，用柴胡清肝散主之，虚用地黄丸补之。青黑，主肝克脾，虚寒，惊搐，腹痛，用六君姜桂温之。微赤，主潮热，血虚，心燥，用秘旨安神丸佐以地黄丸。

右脸赤，主肺大肠实热，气粗咳嗽，发热饮水，用泻白散。若哽气出气，唇白气短，属虚热，用五味异功散。若胃火上升传肺，用清胃散。心火所刑，用人参平肺散。淡赤，主潮热，心燥，大便坚秘，用宣明柴胡饮子以疏导其热。如潮热不退，更用钩藤饮以清肝补脾。色清白，主咳嗽恶心，先用惺惺散以解其邪，健其脾，继以六君子汤调补中气。色青黑，主惊风，腹痛，盘肠内下，此肝木侮脾土，用六君子汤加钩藤，以调补元气，不宜治肝。

鼻色赤，主脾胃实热，烦燥不宁，饮食如常，用泻黄散清热理脾。微赤，主脾经虚热，不思饮食，用五味异功散以补中健脾。色黄，主小便不通，鼻中干燥，气粗衄血，乃脾热传肺，先用济生犀角地黄汤清热养血，后用地黄丸以滋肾水。色淡白，乃脾气虚弱，主泻痢，饮食不化，用六君子以调补中气。青色，主脾土虚寒，肝木所胜，用五味异功散加木香、炮姜温中平肝。

颏间色赤，主肾与膀胱阴虚有热而小便不通，用四物汤加山栀以养血清热。赤甚，主膀胱气不能化，热结不清，用五淋散以分利其邪。若鼻准微黄，兼右腮微赤，乃脾肺燥热，不能化生肾水，用黄芩清肺饮。若膀胱阴亏，阳无所辅，用滋肾丸。若颏间微赤，乃膀胱阳虚，阴无所化，用六味地黄丸。若兼小腹胀满，或阴囊肿胀，属阴虚湿热壅滞，用六味地黄汤加车前子、牛膝。兼脾肺气虚不能通利者，亦用前药。或小便赤色，久而尿血，亦属肝肾气虚有热，用六味地黄主之，不应用补中益气汤益脾肺、生肝肾。若小便后出白津，或茎中痛者，属胆经湿热，先用龙胆泻肝汤，后用六味地黄丸。

印堂色青黑，主腹痛，夜啼，此脾经虚寒。脾属至阴，故夜间腹痛而啼，用钩藤饮。色淡白，主泄泻，饮食不化，属脾气虚弱，用五味异功散加木香主之。

两目白珠色青，主肝经风热。若发惊，直视，叫哭，属肝经实热，用抑肝散。兼咬牙顿闷，属虚热，用六味地黄丸。色赤，主心肝二经发热，抽搐，烦燥。若小便赤，属小肠实热，用导赤散。若惊悸倦怠，属肝经血虚，用六味地黄丸。色黄，主脾积，少食，夜间发热，用四味肥儿丸。饮食停滞，吐泻并作，用胃苓散去桂加茵陈、山栀。目邪视，发搐，眼眨，属风热相搏，先用柴胡栀子散[①]，后用六味地黄丸。眼胞微肿，主久咳作呕，脾疳食积，用五味异功散补脾肺，兼肥儿丸以消积滞。或目视不明，或雀目，揩拭眉眼，此欲生风也，急用抑肝散以解之。睛尾红丝，乃肝木胜脾土，先用四君子汤加柴胡、山枝，后用地黄丸。

人中色黄，主伤食。青，主乳食不化，嗳噫酸腐，此脾胃停滞，用平胃散以消积和中。色青赤，主惊，肝木伤脾，用五味异功散加柴胡以平肝。唇色白，主吐涎呕逆，或便血，乃脾气虚弱，不能摄涎，统血归源，急用六君子汤调补中气，则诸病自愈，切忌凉药。若色赤，干燥而皱者，主脾经积热，发热作渴，口有秽气，大便不通，烦燥不寐，先以清胃散治其热，更以六君子汤加黄连、山枝兼补其脾。色黄，主脾经食积，饮食不化，以六君子汤温中，加行滞消积。色赤兼白，主衄血，乃脾肺虚热，不能摄血，用圣济犀角地黄汤以清热。久不愈，用麦门冬散，或人参补肺汤。口畔色黄，主脾经积热，用清胃散以理脾

① 柴胡栀子散：原作"柴栀子散"，据龙文堂本改。

清热。若唇口抽动，主惊，内热不清，用五味异功散加山枝、钩藤钩，以补脾平肝。若口流涎，唇色紫，乃胃强脾弱，用益黄散。若腹中痛，口吐涎水者，乃虫痛也，先用芜荑散，后用调中丸。不吐涎者，乃积痛也，但用五味异功散调补胃气。手足并冷，用理中汤加乌梅，温补中气，则虫不动，而痛自止矣。亦有积痛者，或痛后吐止，或吐后痛止者，宜用消积丸消积滞①，佐以异功散调补胃气。

耳前微热，此少阳经风热也，用柴胡栀子散生肝血、清肝火。微黄，主睡中惊悸，咬牙，因肝脾虚热，宜用四君子加芎归以安神。

耳轮干燥，主骨疳蒸热，为肾经虚热也，用六味地黄丸补之。若小便后出白津，或阴茎痒痛者，属肝经湿热也，用龙胆泻肝汤，后用六味地黄丸。若禀气不足，致小便涩滞如淋者，急用六味地黄、补中益气汤滋其化源。或大小便牵痛者，尤为虚也，亦用前药加牛膝、车前子、肉桂救之。如手足逆冷，或畏寒少食，阳虚夹寒之故，急加附子，多有生者。大抵小儿之症，多因禀赋脏气不足，多食寒乳所致。若初病，元气②未虚，食饮如常③，有发热、便秘、作渴等症，卧不露睛者，悉属形病俱实，当治邪气。若病久，元气已亏，饮食渐减，再加发热、口渴、呕

① 积滞：原作“导滞”，据龙文堂本改。
② 元气：原作“原气”，据龙文堂本改。
③ 食饮如常：原作“食如常饮”，据龙文堂本改。

吐、泄泻，内亏畏寒，卧而露睛者，悉属形病俱虚，当补正气。况今之小儿与昔不同，再用药失宜，脾胃先伤，岂可泥古方而施治哉？余故考诸名家，唯东垣论治小儿之症最为详晰，即色以验其病，察病以固其本，斯无失矣。是以古之治小儿以望色为先，再加脉象①为正。《心鉴》云：面色未尽，当参三指之法；指脉未尽，当参之以面色。色脉兼尽，无余蕴矣。

一岁以后看虎口三关脉手指图

《水镜诀》云：阴阳运合，男女成形，已分九窍四肢，乃生五脏六腑，部位各分，顺逆难知。寸口又无脉诊，从何处断？必须辨明虎口，辨明三关，详明用药，庶免差误。

---

① 象：原缺，据龙文堂本补。

一岁之后，三岁之前，兼看虎口三关。若脉见风关，倘易治；交至气关，则难治；再交至命关，多难救。又当辨其色。而兽惊，三关必青；水惊，三关必赤；人惊，三关必黑。若紫色，主泻痢；黄色，主雷惊。三关脉通度，乃极惊之症，治之无效。有纹如线直，或青或红者，是母食伤脾。左右一样者，是惊积齐发。纹有三条，主肺伤风痰，或 [1]声。青主伤寒必嗽，红主泻痢相兼，红多白痢，黑多赤痢，紫必兼虎口脉乱，皆内气不和也。若脉纹见有五色，其病必甚。变至纯黑者，实难救治。

观十三指形主症

---

① (hōushà 齁霎)：打鼾。

古有云：小儿下地为芽儿，如草木之萌芽也。其脏腑脆嫩，口不能言，最难投剂。是以首察面色，并按三指，而知其所属。次验虎口，以辨其所因。然犹未足以尽病之症，故复注十三种指形，实为治法之简便，亦可究脏腑之真情。

流珠只一点红色，兼圆形。环珠差大连。长珠圆而长，红脉贯气之象。来蛇即是长珠，变一头大一头尖长。去蛇亦如此，只分上下朝，故曰来去形。角弓反张，向里为顺，向外为逆。枪形直上。鱼骨分开。水字即三脉并行。针形即过关一二粒米许。射甲命脉向外。射指命脉曲里。虽然余常治之，亦不可专执其形脉而论定。盖但有是症，务详察其虚实浅深可救之法。

流珠形症

小儿发热吐泻，腹胀不乳，其纹如流珠，此脾胃不和，先用香砂助胃膏，后用六君子汤。

长珠形症

小儿寒热作呕，饮食不入，按其腹乃哭，脉纹如长珠，此饮食停滞也，先用大安丸吐泻宿滞，遂安。但唇口抽动，大便稀黄，此病邪去而虚热所迫也，用六君子汤加钩藤钩。

环珠形症

小儿胸腹膨胀，发热顿闷，脉纹如环珠，以手按腹即哭，此属脾胃虚，而饮食停滞也，先用保和丸一服。前症如失散，后转加烦渴，按其腹不哭，此宿食去，而脾胃未和也，用五味异功散加柴胡治之。

来蛇形症

小儿不时干呕，乳食不进，肚腹膨胀，其形如来蛇，此脾胃虚而成疳也，用四味肥儿丸治疳，佐以四君加芜荑健中。若伤饮食，吐泻完谷，形气困倦，四肢微搐，视其纹如去蛇，不必用药，次日吐止。但搐而泻青黄者，此脾土虚而肝木胜，用六君子加钩藤钩，平肝实脾。

去蛇形症

小儿未及周岁，气短喘息，乳食少进，时或吐乳，视其形如去蛇，乃乳积伤胃，先用六君子加山楂、枳实主之。若乳食复伤，吐泻作渴，屡日不止，与胃苓膏以治吐泻，七味白术散以生胃气。

弓反外形症

小儿睡卧惊悸，发热痰盛，脉形如弓之向外，此因惊水伤脾，食不能化，先以天麻防风丸祛风定惊，后用五味异功散以壮脾土。

弓反里形症

小儿昏倦，肢体惊悸，其纹如弓之向里，此肺气不清，外感寒邪，先用惺惺散以解外邪，自愈。服后手足逆冷，再用六君子汤以补元气。

枪形症

小儿患咳嗽，喘促，腹胀，右脸赤，脉纹如枪形，属脾气受伤，用六君子汤以补脾气。

鱼骨形症

小儿沉困发热，惊搐不乳，视其脉纹如乱鱼骨，此风热急惊之症也，先用抱龙丸少许祛风化痰，后用六君子汤加柴胡壮脾平肝。

针形症

小儿咳嗽发热，右脸赤色，作渴，烦闷倦怠，少食肚腹作胀，脉纹如针，此风邪伤肺，而饮食伤脾也，先用六君子汤加桔梗、杏仁、柴胡，一剂，诸症稍退。去杏仁、柴胡，再剂自安。

水字形症

小儿发热夜啼，乳食不进，昏迷抽搐，痰盛口噤，脉纹如“水”字，此肺脾两亏，风木所乘，痰积于胸，先用大安丸，次用六君子加钩藤钩。

透关射指形症

小儿发热，右脸赤，咳嗽痰盛，其脉纹透关射指，是风邪闭于肺，痰结于胸，用二陈汤加桑皮、杏仁、桔梗、法半夏、防风治之。若用发散降火之剂，风痰不退，发热益甚，此脾肺俱虚，治失其宜，当用五味异功散加桔梗，次用六君子补肺健脾。

透关射甲形症

小儿积久伤脾，虚烦发燥，宜服参苏饮加芩连厚朴等剂。不安少食，胸腹膨胀，其纹透至指甲外者，用补中益气汤加木香、双钩藤温补脾气以制肝木，次用六君子汤加炮姜以温中气。倘泛用金石脑麝祛逐之剂，变惊而殇者，不能枚举。惜哉！

卷　二

体认急惊慢惊慢脾风说

《内经·通评虚实论》内有乳子病热、乳子病风热脉证之辨。《刺逆论》内有婴儿肉脆，血少气弱。毫针之传，他不多觏[①]。盖经旨包涵万象，故未尝另立幼科。迄后如皇甫谧、秦越人、张仲景、王叔和、陶弘景诸公，皆体认经旨之最者，亦未尝分别幼科。于是离经叛道之徒，竟曰黄帝不知幼科，胡谈狂吠，罪岂胜诛。自宋钱仲阳后，幼科之书汗牛充栋，尽以惊风立说，千口雷同，妄投金石，残害婴儿。且因病之形状，杜撰各种名色，骇人耳目。业经嘉言先生力辟其谬，打破人鬼关，指出非惊也，乃痉也。惜未申言其所以为痉，与痉之当何以治也。夫嘉言先生发泄《内经》，固与皇甫诸公、前圣后圣默相符合。遥接薪传者，鼎何人斯，而敢妄思附和。窃念自壮及耄，无日不恍见嘉言先生于函丈之间，尚恐有由之瑟，奚为于丘之门，惟益自体认耳。

按：幼科有曰急惊传慢惊，慢惊成慢脾。慢脾者，纯阴之证也。有曰急慢惊风，古人所谓阴阳痫也。急惊属阳，慢惊属阴也。即此数语而论，其初不过伤寒伤食

---

① 觏（gòu 购）：遇见。

至轻之证，因以惊风误治，引邪入里，由三阳而入三阴矣。嘉言先生所指为痉病者，亦非谓小儿初病即痉矣，亦谓医家误治惊风，变而成痉也。如头项强、背反张、目上视，此《金匮》所谓能仰不能俯者，属太阳。眼目下窜，即《金匮》云颈项　　，海藏云低头下视，属二阳合病。两脚掣跳，即海藏云肘膝相构，属阳明。两手牵引，即海藏云左右搐搦，属少阳。表证显然，在在可据，总当开通营卫，驱逐风寒。小儿血气未充，腠理不密，伤寒更易。何以幼科乃曰小儿八岁以前无伤寒？岂寒邪不伤八岁以前之儿乎？抑八岁以前之儿不受寒邪之伤乎？况小儿全赖乳食以生，母受寒邪，即由乳以传寒邪于儿。儿即不受寒邪，而谓母亦不受寒邪乎？乖谬如此，殊堪笑倒。

所以指痉病之头摇手劲者，为惊风之抽掣；指痉病之卒口噤，脚挛急者，为惊风之搐搦；指痉病之背反张者，为惊风之角弓反张也。此余之瓮里观天而体认，非"惊"是"痉"之义而推广之矣。或曰：痉有刚柔之别，今既谓幼科之惊风是痉，其刚软，抑柔软？余曰：刚痉无汗，柔痉有汗，要在临症审明。审系刚，则治刚；审系柔，则治柔。岂复如幼科之专治惊风乎。或又曰：惊之一病，不亦全无乎。余曰：何尝无惊病也。小儿气怯神弱，凡卒遇怪异形声及骤然跌仆，皆生惊怖。《内经·口问篇》曰：大惊卒恐，则气血分离，阴阳破散，经络厥绝，脉道不通。

此《内经》概言受惊之病有如此，岂如幼科之所言惊风乎。无如惊风之说沿习太久，讹讹相传，惑深蔽锢，医家病家举世皆然。使今日而将惊风之名，概行改正，必至投珠按剑，诧为不祥，断无肯信者。纵有离娄之明，而无所用其明；公输子之巧，而无所施其巧。计思及此，竟至拊膝拍心，长作无可奈何之叹。乃不得已，请与明公商筹一策，仍假用惊风之题目，而实去惊风之药饵，因简立数方，以疏通解散为准。伫望后贤并起，共革惊风活套。庶几今日不能改正之缺陷，或可俟异代之女娲以补之。

急惊风症辨

小儿急惊，因闻大声，或惊而发搐，搐止如故，此热生于心。身热面赤，引饮，口中气热，二便黄赤，甚则发搐，盖热甚生风，阳盛而阴虚也。宜以利惊丸除其痰热，不可用巴豆之药。

《秘藏保婴集》云：急惊之候，牙关紧急，壮热涎涌，窜视反张，搐搦颤动，口中气热，颊赤唇红，脉浮洪数者，此肝经火动生风，令肝血必亏，阴火愈炽，炽则肺亦受害，肝木愈盛。宜清风火，兼滋肝固脾土[①]。若专用祛风化痰，泻火辛散，开关之剂，过则脾虚血损，风火愈盛，发热抽搐，目 筋挛。用四物汤加双钩藤以生肝血、

① 兼滋肝固脾土：原作“兼固滋肝固土”，据龙文堂本改。

清肝火，用四君子加当归以补脾土。若肺金克肝木，用六君子汤以实脾土，加芍药、木香以平肺金。否则，必传慢惊。

慢惊风症辨

小儿慢惊，多因久病，或吐泻，或药饵伤损脾胃，而肢体逆冷，口鼻气微，手足瘛疭，昏睡露睛。此脾虚神乱，阴阳两亏，宜温白丸主之。

《保婴集》云：急惊屡发，屡用散解，则脾损阴消，而变为慢惊者，当补脾养心，佐以安心清肺制木之药为切当。窃谓前多用丸散，损伤脾胃，枯木发燥，以至慢惊。须用五味异功散加当归，佐以钩藤饮以补脾土、平肝木，亦多得效。如不应，用六君子加炮姜、煨木香温补脾土。再不应，急加附子以回阳。若用逐风驱痰之药，反促其危也。

惊风诸症治法①

加减泻青方

酒浸川羌五分　酒蒸川郁金三分　京赤芍三分　龙脑叶五分　香紫苏二分　北防风三分，酒洗去灰　姜汁炒直僵蚕八个　山栀炭三分　上化红②二分

河水煎，灯心引。

---

① 惊风诸症治法：原脱，据目录补。

② 上化红：原作“化红”，据龙文堂本改。

此方足厥阴经，解散肌邪，疏通内热。大便闭结者，属形病俱实，宜用此泻之。

加减泻白方

炙桑皮五分　地骨皮五分　净白菊五分　上化红二分　粉甘草一分　苏叶三分　防风五分

雪水煎，秋白梨汁引。

此方治肺中火盛，不能生水，气喘肌粗。肺主皮毛，内热之故，宜以此清之[①]。

加减泻黄方

北防风三分　葛粉四分　山栀炭三分　熟石膏五分　淡竹叶三分　炙甘草二分

上焦热重加制云连三分。

雪水煎，不用引。

此方治脾胃实热，作渴饮水，肢体壮热，元气无亏，宜用之。

加减泻心方

制川连　制川郁金　上化红　甘草

河水煎，灯心引。

此方治仰卧发燥，叫哭不宁，抽搐紧闭，心经实热，宜用此方。若合面而睡，惊悸上窜咬牙，属心经虚火，宜用导赤散。

---

① 以此清之：原作“以先清之”，据龙文堂本改。

益黄散

陈皮六分　青皮三分　诃子皮一个　人参须二分　砂壳三分　炙草二分　建乌梅一个

不用引。

此方治脾土虚弱，呕吐泄泻，手足并冷①，痰涎上涌，睡而露睛，不思食乳等症。

人参安胃方

人参二分　制川连一分　炒芍二分　茯苓二分　陈皮二分　藿香叶三分　泉曲二分　炙草二分

不用引。

此方治脾胃已伤，恐转慢惊，宜用此方。

平胃散

川朴三分　陈皮三分　制苍术三分　茯苓三分　炙草二分

煨姜引。

此方治脾虚不化，饱闷作呕②等症。

四君子汤

人参二分　漂术五分　云苓三分　炙草二分

煨姜枣引。

此方治脾亏不能胜食等症。

六君子汤

即四君子加陈皮、半夏。

① 并冷：原作“并令”，据龙文堂本改。

② 作呕：此后原衍“者”字，据上下文删。

此方治脾亏多痰，面目带浮等症。

钱氏异功散

人参二分　陈皮三分　漂术六分　茯苓四分　炙草二分

姜枣引。

此方治脾胃虚极，吐泻不止，惊搐痰盛，睡而露睛，手足指冷，虚火上攻等症①。

十全丹

陈皮　青皮　莪术　三棱　槟榔　芦荟　煨木香　煨君子仁　乌药　獭虾蟆取黑眼者，内贯明雄黄、砂仁入内，吊前脚阴干，火煅透骨存性

二陈汤

半夏　陈皮　云苓　炙草

胃苓丸

漂术六分　云苓四分　泽泻三分　川朴四分　朱苓三分　陈皮三分　肉桂二分

此方治停食吐泻，小便短少，宜用此分利之。

钩藤饮

双钩藤一钱　蝉退六尾　独活二分　防风三分　天竺黄二分　酒浸川羌五分　藁本二分　升麻二分　炙麻黄二分　龙胆草一分　郁金三分　炙草二分

竹沥、姜汁引。

此方治外感邪重，形病俱实，宜用。若形虚病实者，

① 等症：此后原衍“可服”二字，据龙文堂本删。

宜用惺惺散加双勾，去麻黄。若外邪去尽，形病俱虚者，宜用异功散。

上清追风化痰丸

川羌活一两　北防风一两　龙脑叶三钱　川郁金一两　制胆星二钱　大全蝎卅个　直僵蚕六十个　巴豆霜一钱　浮青黛五钱　上麝香六分　制辰砂分用，一钱入药，一钱五分为衣[①]　上化红三钱　粉甘草五钱

上药十三味，务选道地，照依制法，共为细末。至端阳日制，用上神曲一两和陈米粉三两，再用上神仙醋一两，同河水和匀，搅糊成丸，如小珠子大。辰砂为衣，晒干，入饭上蒸过。又[②]阴干，用磁罐收贮听用。

此方专治小儿惊风痰迷等症。未过周者，服三丸；二周已后，服五丸，用灯心汤化服；再大者，服七丸、九丸。务服阳数。大人中风不语，亦可治。夏不宜服。

加减抱龙丸

明雄黄四钱　镜面朱砂二钱　天竺黄四钱　明天麻姜汁久蒸，三钱　胆南星八分　急性子开白花者，二钱　上麝香三分　全蝎卅个　制直僵蚕卅个　龙胆叶一钱

上为细末，用净冬苑一两、甘草五钱熬汤，搅上神曲为丸。雄黄珠一半入药，一半为衣。丸如皂角子大。一岁

---

① 分用……五分为衣：原作“一钱，一钱入药，一钱五分为衣”，据龙文堂本改。

② 又：原作“余”，据龙文堂本改。

已前服半丸，二岁已后服一丸。金银灯心汤蒸化服，专治急惊风症。慢惊风用金银参条汤，蒸化服。

天麻防风散

制天麻　北防风　制僵蚕　净白菊　双钩藤　龙胆叶　赤芍　郁金　甘草

不用引。

此方治久感外邪，风入于内，引动内风，变成急惊。先用此方驱散之，再服抱龙丸。

五淋散

赤苓五分　赤芍三分　栀炭三分　连翘四分　甘草三分

灯心引。

此方治积热壅滞，小便不[1]通，膀胱内热等症。

温脾饮

漂术八分　法夏一钱　煨木香二分　炮干姜三分　陈皮五分　藿香五分　云苓六分

不用引。

此方治脾气虚寒，口角流涎。胃热流涎不可用。

保和汤

神曲一钱　麦芽一钱　半夏一钱　陈皮六分　川朴六分　云苓八分　乌药六分

不用引，或用煨姜引。

---

① 小便不通：原作"小便小通"，据龙文堂本改。

此方治元气无亏，暴停乳食，斯症可用。若元气虚弱，乳食伤脾，必调补脾胃为主，佐以消导。若乳食已消，乃胃气已伤，当用异功散补之。

加减参苏饮

参须　苏叶　陈皮　法夏　化红　桔梗　前胡　干葛　甘草

陈姜皮引。

专治元气不足，偶感风寒，久不愈者，可用。

济生犀角地黄汤

小生地　苏叶　赤芍　丹皮　升麻　扁柏炭

灯心引，摩犀角汁，对服①。

治肺胃郁热，衄血。

惺惺散

桔梗　细辛　人参须　漂术　茯苓　瓜霜　炙草　龙脑叶五片，引

专治寒感深久，痰壅抽搐，气喘目闭，脾亏发厥等症②。

滋肾饮

制黄柏六分　知母六分　生地三钱　肉桂二分

不用引。

---

① 对服：原作“对对”，据龙文堂本改。

② 等症：此后原衍“方可用”三字，据龙文堂本删。

此方治[1]先天不足，肾亏火燥，小便不清等症。

清胃饮

升麻　干葛　生地　丹皮　制云连　荆芥　甘草

不用引，重者加熟石膏引。

此方治脾胃实火，作渴气秽，口舌生疮，齿龈溃烂，焮连头面，或重舌流涎等症。

人参平肺饮

条参二分　酒乳炒云连三分　陈皮五分　地皮五分　桑皮六分　炒知母四分　天冬去心，八分　白菊八分　甘草三分　云苓六分

灯心、竹叶引。

此方治心火克肺，传为肺痿，嗽喘不宁，宜用之。若因肝火所致，宜补肺养阴。若因肾水不足，宜滋养肾，泻心火。若因心火自病，宜泻火利小便。

黄芩清肺饮

黄芩八分　栀炭八分　白菊一钱　杏仁一钱　桑皮八分　甘草五分　竹叶六分　摩羚羊角尖二分，引对服。

此方治肺经火燥，小便不通等症。

清火安神饮

制胡连三分　连翘五分　化红三分　白菊一钱　龙脑叶一

① 治：原作"禀"，据龙文堂本改。

分　胆星三厘　竺黄二分　赤芍三分　甘草二分　苏叶二分

灯心引。

此方治发热惊哭，颊赤壮热，口舌生疮等症。

白术散

参须五分　漂术一钱　干葛五分　藿香三分　茯苓六分　煨木香二分　花粉五分　甘草二分

不用引。

此方治久因吐泻，脾虚胃热，津液亏损，弄舌流涎，手足尖冷等症。胃热重，小便短涩，可加酒乳炒云连二分。

加减参麦饮

参条二分　麦条去心，二分　酒蒸生地一钱　制天麻三分　制僵蚕三个

金银各一引人乳调服。

龙胆泻肝汤

酒蒸龙胆草三分　炒车前子三分　归尾三分　小生地八分　炒黄芩三分　栀炭三分　泽泻三分　木通五分　甘草二分

灯心引。

此方治肝经实热，发搐咬牙，内惊悸，神气上仰，睡卧不宁，小便短涩，或阴囊作痛，实症治法。

抑肝散

酒炒柴胡五分　藁本三分　漂术一钱　归身五分　双钩藤一钱　甘草三分　茯苓八分

不用引。

此方治肝经虚热，发搐咬牙，惊悸神散，睡卧不闭，或木乘土位，呕吐痰涎，腹膨少食等症。

栀子散肝饮

酒炒柴胡六分　栀炭六分　炒丹皮八分　赤芍五分　藁本四分　炒李子六分　归尾五分　甘草三分　云苓五分　化红四分

不用引。若兼太阳头痛，加酒浸川羌。

此方治三焦及少阳经风热，两耳作痒，胸膈饱闷，寒热往来，发搐不时等症。

柴胡清肝饮

酒炒柴胡六分　黄芩六分　参须三分　藁本四两　栀炭八分　生蒲黄六分　连翘六分　桔梗六分　小生地八分　甘草四分　制郁金四分

不用引。

此方治三焦之热，时发焦燥，项强仰视等症。

小柴胡汤

柴胡八分　炒芩一钱　参须三分　法夏一钱　甘草四分

姜皮引。猪胆半匙，调服。

此方治时令不正，寒热不均，感时令之气，内动肝胆之热，寒热往来，口苦舌干，焦燥不宁，小便不利等症。

茎荑散

炒臭茎荑三分　苦楝根一钱　洋芦荟二分　槟榔三分　川花椒三分　炒乌药四分　明雄黄三分　神曲五分　建乌梅一个

姜皮引。临服加葱汁一匙。

此方治蛔不安，胃腹痛，唇青，不时呕吐，往来上攻，心神闷乱，肌瘦不润等症。

《保生方》云：蛔虫乃九虫之一，人腹中皆有，因乱食等物所致。若虫在上部，上唇内有白点；虫在下部，下唇内有白点。发时多在月初，虫头向上，望后向下。治之亦要月初。并须先用炒肉一块，令小儿久闻香味，其虫俱向上，即将药服，其效见速。肉不可令食。

温中丸

人参　漂术　炮川姜　炙草

各等分，为末。煨老姜汤，搅陈米糊为丸，小绿豆大。每二十丸，米饮送下。

此方治脾亏中寒症。若嗽[1]多加半夏、陈皮、云苓，呕吐加藿香、煨木香。

宣明柴胡饮

黄芩一钱　熟军八分　赤芍六分　制柴胡八分　参须三分　归身六分　神曲一钱五分　陈皮一钱　乌药六分　甘草五分

陈姜皮引。

此方专治积热烦燥，肠胃壅滞，大便秘结，口干作渴，表里俱实，审明用之。若汗后发燥，神气不足，此属血虚，阳无所附而浮于外[2]，切不宜用。治者细心审察。

① 嗽：原作“瘦”，据龙文堂本改。

② 阳无……浮于外：原作“阳无附阳浮于外”，据龙文堂本改。

归脾汤

人参　茯神　漂术　炙芪　当归　制远肉　炒枣仁　炙草　木香

桂圆肉引。

此方专治乳母忧思伤脾，食少体倦，脾不能摄血，以致妄行，经期无度，晡热肉燥，茧唇流注等症。儿食其乳为患，神气不足，脾气不和，大小便各异，口干心烦。用此方与乳母多服，令乳旺儿安。或令儿服二三茶匙，切不宜多。乳母气火盛者，务宜加减，切不可执方用之。

八珍汤

即四君四物二方合用，名八珍。

专治气血两亏，或因服克伐之剂，令脾胃亏损等症。无病者可服。

十全大补汤

即八珍汤加芪桂，名十全。

此方皆病后审明补剂所用。

十全丹治丁奚哺露症

青皮三钱　陈皮五钱　莪术三钱　三棱三钱　炒乌药五钱　槟榔五钱　芦荟三钱　制君子仁廿个　制白谷出五钱　大獭虾蟆一个，选黑眼珠者。腹内贯明雄黄、砂仁入内，贯满为度。用粗线扎好前脚，晒干，黄泥包好，入炭火内。煅至烟尽，即去黄土。取蟆看明，煅透骨酥。否则，未①酥者，入瓦上加煅，存性为度。成灰无力，务煅之得法

---

① 未：原作“末”，据龙文堂本改。

上为细末，用猪胆汁浸上神曲，搅糊成丸，如小珠子大。初服十丸，渐加至二十丸，米饮调下。重者加快活丹五钱。其药后有制法。

此方专治乱食等物，伤损脾胃，不思饮食，四肢日瘦，肚腹渐大。胀过腰硬者难治，是名奚。呼吸少气，汲汲舌热，谓之哺露。病形俱虚，治之以此方[1]，佐以异功散[2]兼而服之，庶可得效。

蟾蜍丸即大癞蟆，要黑眼珠者

取净粪蛆一二勺，置桶中以尿浸之。将粪去尽，将蟆打死三四个，授与蛆食。食尽，入夏布袋内，置急流水中，浸一宿，取出。再加米泔水漂一日，瓦上焙干为末。加入真麝香五厘，蛆多入一分，细研筛过，和匀。用陈早米饭同捣为丸，如麻子大。每服二十丸，小儿大者用三十丸，米饮下。

此方专治诸疳积热。重症二三服，一泻即愈，其效如神。

柳华散

硼砂一钱　生蒲黄二钱　浮青黛一钱　人中白煅过，一钱

上为细末，专治热毒口疮，搽之即愈。

治重舌疔

重舌疔，生于舌下根上，此症最恶，过一日难救。初发

① 治之以此方：原作“治以下此方”，据龙文堂本改。
② 异功散：原作“异攻散”，据龙文堂本改。

时，舌即木，不能转动，声音不清。速看舌根下，生白一点，犹如白米一粒。往外疔内二分，即将舌顶上，用眉毛钳将白点上紧紧钳住，拔出，用硼砂一点搽上，即服后方。停乳一二时，无碍。否则舌硬，其疔不能拔出，绝音不食，死。大人亦有此症，亦照此治。

治疔方

防风五分　连翘六分　栀炭八分　酒炒云连三分　炒芩五分　赤芍三分　酒蒸郁金五分　桔梗一钱　龙脑叶二分　玄参三分　甘草三分

灯心引。

此症因心火热极，外加煤火暑气，乳母多食煎炒热食等物所致①。

牛黄丸

牛黄一钱，要西北吐黄者佳　全蝎卅个，法制去尾　防风五钱　制白附五钱　明天麻制，八钱　直僵蚕制，六十个　蝉退六十个，洗去足翅　麝香六分　天竺黄五钱

上为细末，用煨老姜煮黑枣，去皮取肉，捣杵成丸，如绿豆大。每服一丸，重加二丸，炒荆茶煎汤送下。

此方专治大风火，上焦实热，惊风痫症。

制快活丹法

取上青矾四两，入大沙罐内，外加火煅。先用文火，

① 所致：原作“所内”，据龙文堂本改。

俟稍干加用武火，煅至烟尽，气不熏人。火不可太过，过黑杀人。务要煅至红色，黄色亦不可用。煅时依法，务选红者，用磁罐收贮。

发搐症

惊痫发搐，男则左视无声，右视有声，女则右视无声，左视有声，相胜故也。故有发搐之症。

按：前症多因胎中受患，或乳母郁怒传儿，或小儿乳伤自病。其症吐乳面青，令风痰壅膈，清浊不能升降。宜先清风火，兼豁其痰。欲验逆顺，男则握拳，拇指又入食指中，为顺。仍参吮乳，务戒减荤①，调治乳母。余仿此。

若寅卯辰时，身体壮热，目上视，手足动摇，口出热涎，颈项劲强，此肝旺也，当补肾治肝。先服上清丸，泻青汤主之。乳食调养，务宜得法，切不可过多。

若巳午未时，发搐，心神惊悸，窜视睛赤，牙关紧闭，口中流涎，手足动摇，此心旺也。以导赤散、上清丸、凉惊丸治心。

若申酉戌时，微搐而喘，目微斜，身似热，睡而露睛，手足逆冷，大便淡黄，肺旺也。当用益黄散以补脾，导赤散以治心，泻青丸以治肝。

若亥子丑时，微搐，身体发热，目睛紧斜，喉中有

① 务戒减荤：原作“务戒晕减”，据龙文堂本改。

痰，大便白色，多睡不省，当用益黄散以补脾，导赤散、上清丸并治。

若伤风发搐，口中气热，呵欠顿闷，手足动摇，当以大青膏发散之。

若伤食后发搐，身温，多睡，或吐，不思食者，宜用上清丸治之。

百日内真惊风，发搐，由五脏内风所至，纹必冲过命关。假者频发不死。真者内生，此不治之症。惊痫假者，外伤风冷乳食，由外邪引之，血气未实，不能胜任，故发搐，口中气热，用大青膏涂囟浴体，二法亦可。

癫痫症

凡治五痫，皆随脏治之。每脏各有一兽之形，用五色丸分各经治法。发而不轻，死；病不进食者，亦死。若反折上窜，其声如犬，症属肝也；若目瞪吐舌，其声如羊，症属心也；若目直腹痛，其声如牛，症属脾也；若惊跳反折，手纵，其声如鸡，症属肺也；若肢体如尸，口吐涎沫，其声如猪，症属肾也。

按：妊娠若遇惊恐，则必内应于胎。故一月，足厥阴脉养，惊则肝受病。二月，足少阳脉养，惊则胆受病。三月，手少阴脉养，惊则心受病。四月，名为离经。五月，足太阴经脉养，惊则脾受病。六月，足阳明脉养，惊则胃受病。七月，手太阴脉养，惊则肺受病。八月，手阳明脉养，惊则大肠受病。九月，足少阴脉养，惊则肾受病。是脏腑纳气于丹田，自肝至肾，十经滋养而生，此则胎中所致也。若既生之后，或惊怪之所触，或乳哺失节，或乳母饮食起居，六淫七情，八面邪风，脏气不平，亦致是症。须参见症属于何经，更别阴阳虚实，以调补脾胃为主。否则，不时举发，甚至不救。

诊孩儿脉法三岁后，方可诊寸关二指之脉

脉弦急，气不和。脉沉缓，伤食。脉促结，虚惊。脉浮为风。脉沉细为寒。脉乱不治。

按：脉者，人身之造化，病机之先见，用药之准绳，不可不先明诸先者也。《全幼心鉴》云：小儿一岁以前，看虎口，食指寅卯辰三关，以验其病。脉纹从寅关起，不至卯关者轻；若连卯关者重；若寅侵卯，卯侵过辰者，十不救一。其脉纹见有五色。如因惊必青，泻痢色紫，当以类而推之。一岁后，三岁前，年长脉亦长。气血盛者，早现弱者，三岁后始动静流通，则可用二指诊其寸关，分明弦急浮沉。四五岁后，脉七八至而细数者为平，九至者伤，十至者困，六至五至者为虚、为寒，弦紧者为风痫，弦急为客忤。其变症者，脉必散乱。骨间有热，脉则沉数。若浮而不调，为鬼祟。浮大而数，为风热。伏结为物积聚。微细为疳积，为腹痛。浮而洪，为有虫。浮而迟，

为胃寒。此论脉之大要耳。然小儿血气未实，惊则气散，气散则脉乱矣，又当参以三部五脉。三部者，乃看面上气色，虎口脉纹，寸口一指脉。五脉者，上按额前，下诊太冲，并前三部，调之五脉也。治法虽分虚实，然实者，病气实，而形气虚也；虚者，形气病气俱虚也。经云：真气夺则虚，邪气胜则实。又云：虚则补其母，实则泻其子。东垣先生云：形病俱实，当泻之；形病俱虚，当补之。

五脏虚实寒热

心主惊，实则叫哭发热，虚则困卧而惊悸。心热则合而睡，或上窜咬牙者，上清丸主之。心气实而喜仰卧者，泻心汤主之。

肝主风，实则面青目直，叫哭壮热，项急顿闷。虚则咬牙呵欠。热则手寻衣领，及乱捻物，泻青丸主之。壮热，饮水，喘闷，泻白散主之。

按：前症若肝木实热，生风而自病。肺金实热而克木者，宜用前泻青泻白二方，以泻其邪气之实。若肝经风热，而目直等症者，用柴胡栀子散以清肝火，加味四物汤以养肝血。若肾虚而咬牙等[1]症者，用六君子以健脾土，用六味地黄丸以滋肾水。苟不审其症之虚实，而妄用前药，则虚虚之祸不能免矣。

---

① 等：原作“诸”，据龙文堂本改。

肝有风，则目连劄，得心热，则发搐，或筋脉牵引而直视。用泻青丸以治肝，导赤散以清心热。肝热则目赤，或兼青发搐者，亦用前二药。风甚，则身反张而强直，用地黄丸以滋肾，泻青丸以治肝。

脾主困，实则身热，宜用泻黄散；虚则吐泻生风，用异功散。面白腹痛，口中气冷，不思饮食，或吐清水，以益黄散温补脾虚。下利，用调中丸。呵欠多睡者，脾气虚发惊之像也。

按：前症若发热作渴，喜冷饮食，或泄泻色黄，睡不露睛，属形病俱实，宜用泻黄散疏导之。若发热口干，恶冷饮食，或泄泻色白，睡而露睛，形病俱虚，宜用异功散调补之。若脾气下陷者，补中益气汤升补之。寒水侮土者，益黄散温补之。肝木克土者，六君柴胡平之。若目睛微动，潮热抽搐，吐泻不食，宜用秘旨保身汤。凡小儿诸病，先当调补胃气，使根本坚固，则诸病自退。

肺主喘，实则闷乱气急，喘促饮水，虚则哽气外出。肺热则手上扬，用甘桔汤主之。肺盛，复感风寒，则胸满气急，喘嗽不宁，再用泻白散清之，以清肺气，后用大青膏以散风寒。肺脏怯，则唇白，用阿胶散补之。闷乱气粗，喘促哽气者，难治，肺虚甚也。

按：前症若腠理不密，外邪所感而肺病者，用清肺丸。若脾胃气虚，不能相生者，用六君子汤。若脾胃气实，大肠不利者，用泻黄散。若心火炎烁肺金者，用地黄丸。

肾主虚，若胎禀虚怯，神气不足，目无睛光，面白颅解，此皆难育，虽育不寿，或更加不调，变症百出，愈难救疗。若只目畏明，下窜者，盖骨重而身缩也；咬牙者，肾水虚而不能制心火也。皆用加减参麦饮，断不可用惊风之剂。

五脏相胜症治

肝脏病秋见，肝强胜肺，而肺怯也，宜阿胶散以补肺，益黄散以补脾，泻青丸以治肝。

按：肝胜肺，则身热发搐，喘促气短，病见于申酉戌时。此受所制，而不能胜，调之真强。若心乘肝，为实邪，壮热而搐有力，利惊凉惊丸主之。肺乘肝，为贼邪，呵欠而搐无力，以地黄丸补肝，泻白散治之。肝乘脾，为贼邪，多睡，体重，发搐，泻青丸主之。肾乘肝，为虚邪，憎寒呵欠而搐，羌活膏主之。凡肝之得病，必先察其肺肾。然肾者，肝之母，金者，木之贼，非肾水不能相生，必肺金鬼邪来克。故其源在肺，先治其肺，攻其鬼也；其源在肾，先补其肾，滋其本也。然后察其本脏之虚实，而寒温之。

心脏病冬见，心强胜肾，则下窜不语，当以地黄丸补肾，以导赤散治心。

按：喘而壮热，此肺乘心也，为微邪，用泻白散。若风热相搏，此肝乘心也，为虚邪，用大羌活汤下大青丸。吐泻身热，此脾乘心也，为实邪，用泻黄散。若恐怖畏寒，肾乘心也，为贼邪，用安神丸。大凡心脏得病，必先调其肝肾。肾为心之鬼也，肝气通则心气和，肝气衰则心气乏，此心病先求其肝，清其源也。五脏既病，必传其所胜，则肾之受邪，必传于心。故先治其肾，逐其邪也。若肝肾平和，而心经本病，亦察其虚实而治之。

肺病春见，肺胜肝也，以泻白散治肺。若目淡青，或目赤者，当发搐，为肝怯也，以地黄丸补肝。

按：肺病喘嗽气盛，见于寅卯辰时，当补肝泻肺。若肺病久嗽，宜补脾清心。若心乘肺，为贼邪，热而喘嗽，用地黄丸、导赤散、阿胶散。若肝乘肺，为微邪，恶风，眩晕，昏愦，用羌活散。若肾乘肺，为实邪，憎寒，咳嗽，清利，用百部丸。若脾乘肺，为虚邪，体重，吐痰，泄泻，咳嗽，用人参白术散。大凡肺之得病，必先察心脾二脏。若心火亢盛，上炎烁肺而肺病，宜先抑心气。若肺气不足，腠理不密，风邪所感，宜先补脾气。若中焦痞实，大肠壅滞，热气上蒸，亦宜先理脾气。若心脾平和，则治其本经。

肾病夏见，水胜火，肾乘心也，甚则悸动发搐，宜风散主之。

按：心乘肾者，为微邪，发热，不恶风寒，用桂枝丸。肺乘肾者，为虚邪，喘嗽，皮肤寒涩，用百部丸。肝乘肾者，为实邪，拘急发搐，身寒，用理中丸。脾乘肾者，为贼邪，体重，泄泻，恶寒，用理中丸。大抵五行之间，惟肾一脏，母盛而子反受邪，肺肾是也。何则？肺主气，肺有热则热得气而上蒸，不能下生于肾，而肾受邪矣，此肾之病源于肺也。又有脾经之湿，相刑于肾者，法当解肺热，去脾湿。若本经自病者，宜滋补之。

脾病见四傍，皆仿此治之。顺者易治，逆者难治。脾怯当面目黄，五脏相乘，随症治之。

按：脾之得疾，必先察其肝心二脏之虚实而治之。盖肝者，脾之贼；心者，脾之母也。肝气盛，则贼邪胜；心气亏，则脾气虚。故肝乘脾，则风泻而呕，茯苓半夏汤主之。若心气实而壮热，体重泄泻，羌活黄芩苍术甘草汤主之。若肺乘脾，而咳嗽便秘，饮食如常者，煎槟榔大黄汤下葶苈丸。若肾乘脾，而恶寒泄泻，理中丸之类主之。窃谓五脏之症，相乘伏匿，隐显莫测，然病机不离五行生克制化之理。况小儿未有七情，多因形体怯弱，血气未全，故有五脏胜乘之病，更当调治其母，若专治其子，多致误矣。

通论幼科用药之宜

医原以决证，非以猜病也。决证，即文之立意也。为文若能立意，则经史子集各书皆由意用。证若能决，则辛苦温咸等药，尽从证合，罔不神妙化裁，又何须拘泥古方，昉[1]自某人耶？况婴儿在抱，并无劳苦情欲之事，纵有疾病，不过[2]外感风寒，内伤乳食而已。决证不难，为治亦易。法先开解，信可万救万生。即幼科书中，每曰惊生心，风生肝。是亦心主火，火喜发越，开解宜也；肝主木，木喜条达，开解宜也。倘专以“惊风”二字，横踞胸中，无论有风无风，有惊无惊，而辄曰先定惊，先截风。夫定者，固结之谓也；截者，邀遏之谓也。遂使邪气久羁营卫经络，一变而诸症皆出，良可慨矣。余临证五十年，凡诊视小儿，愈加兢惕，幸无大误。而最得力者，惟上清一方，取效尤多，故编辑是书内。每因原方不甚稳当者，概以上清方移之。再仲景地黄丸，原治肾水亏损，故立是方，壮水以制阳也。钱仲阳、薛立斋因用是方以补泻小儿，谓小儿阳有余而阴不足，亦未尝不卓然有识。然据鄙见而论，不禁复为哓舌。小儿一团生机，无所谓其亏损，虽偶为病耗，而转机甚快。况曰小儿惟阳有余，既阳有余，则阴自生，正合天一生水之义，奚庸过增补剂耶。且地黄阴凝之质，小儿脏气未充，更易腻滞，是无补于肾，而反有阻于脾矣。再丹皮、泽泻，泻力皆重，小儿纵属纯阳，倘稚阳耳，何曾有亢燥之弊，究非可以用泻。故又于集内，核其原用之地黄丸。或有龃龉，间为删改，非敢妄逞臆说，訾议前贤，而实以析疑辨难，原学问中求进之

① 昉（fǎng 仿）：起始。
② 不过：原作“不顾”，据龙文堂本改。

功，想前贤亦肯容我登堂一请。

分辨惊风癫痫病名

幼科诸家各说，实令后学乍信乍疑，繁杂而无所适从也。谓急惊即古称阳痫，慢惊即古称阴痫。已明言其惊风，即癫痫，治癫痫，即治惊风。惊风与癫痫，一而已也，何以又另立癫痫之门？既另立其门，必当另立其说，而亦谓阳痫即急惊，阴痫即慢惊。其所言之病，瞪眼直视，口噤流涎，手足搐掣。至所治之药，朱砂水银，黑铅琥珀。是病状与治法，合惊风而并阅。恰似以“殳”字“爷”字，分两股文章之柱也。尤可笑者，谓小儿痫有三因，有风痫、惊痫、食痫，是以痫主风、主惊、主食。然则急慢惊风，竟非惊非风也，并急慢则万无伤食也。且据其三因之分，谓风痫属外，惊痫属内，食痫属不内外也。是风外惊内，姑可强言。而食属不内外，竟不知食自何来？食自何去？须起立言之人于九原而问耳。

再谓痫有五，主五脏。一曰马痫，作马鸣，以马属午，手少阴君火主之，其病应于心；二曰羊痫，作羊叫，以羊属未，足太阴湿土主之，其病应于脾；三曰鸡痫，作鸡鸣，以鸡属酉，足阳明燥金主之，其病应于胃；四曰猪痫，作猪声，以猪属亥，手厥阴心包主之，其病应于肾；五曰牛痫，作牛吼，以牛属丑，手太阴湿土主之，其病应于肺。此五畜以应五脏也。又曰，反折上窜，犬叫，肝也；目瞪吐舌，羊叫，心也；目直腹满，牛叫，脾也；惊跳手纵，鸡叫，肺也；如尸吐沫，猪叫，肾也。是此五畜又与彼五畜不同。彼有马而无犬，此有犬而无马。究不知马耶？犬耶？又彼以羊应脾，以鸡应胃。而此以羊属心，以鸡属肺。究不知脾胃是羊鸡耶？抑心肺是羊鸡耶？况彼曰应于，应于者，似听病人呻吟哀痛之声，曲肖其何畜，而后牵合其何脏也。而此又曰，五痫各随脏治，每脏各有一兽似人之五脏，原生定有五兽在其中也。何以兽名脏位，各有互异耶？就令五痫分五脏，其说果确，则其所治，亦必按脏而分，何以概用五色丸主之？岂一丸而可通行五脏，统治五兽耶？种种不经无据之说，惑世实甚。惟忆《内经》云：心脉满大，痫瘛筋挛。又云：肝脉小急，痫瘛筋挛。又云：暴挛眩痫，足不任身，取天柱穴是也。又云：痫癫瘛疭，不知所苦，两跷主之，男阳女阴，是癫痫一证，男女大小皆有。男阳者男主[①]阳跷，女阴者女主阴跷，并非幼科所称急惊为阳痫，慢惊为阴痫也。夫痫证，皆痼疾也。痼疾者，皆由暴病误治，以致病根未去，而后为痼也。即据幼科，亦曰，因感惊风三次，发搐，不与去风下痰则再发，或一月而发，或一季而发，因而成痫。其误治之罪，已不打自招矣。乃不深自悔悟，一味刻书铺张，欲图掩饰其误，仍用寒凉攻伐，可谓知过不改，是真过矣。谁知小

① 主：原作“王”，据龙文堂本改。

儿癫痫，实由惊风误治，轻施镇坠，未从外散，遂使风淫寒邪食积蔽藏于膈膜之间，一为引动则痰上壅，将升降之路堵塞莫通，阴阳之气分离不接，故卒然而倒。其真元已败，血气已亏，倘不扶阳以除邪，健脾以去痰，安望其元气渐复，而有断痫之日也。大凡日远年深之久病总非有余，自当从不足以治，然犹须以清通升解为首务耳。谬拟数方，开载于下，俟后日之高明，或驳其非，或许其可，为幸。

治痫症诸方

通经升解汤

嫩生棉芪　伏防风　酒浸川羌活　川独活　制天麻　制直僵蚕　上化红　京赤芎　酒蒸川郁金　上法夏　龙脑叶　粉甘草

老姜皮引。

初拟此方，加减在人，戥分看其大小轻重用之。余仿此。

清风豁络饮

防风　胆星　制天麻　制白附　制僵蚕　龙脑叶　赤芍　上法夏　甜竹沥　化红　粉甘草

姜汁引。

次拟此方，留在人听用[1]。

---

① 留在人听用：原作“二在人听用”，据龙文堂本改。

清火散解方

炒川连　净青黛　夏枯草　上化红　胆南星　净连翘　京赤芍　制郁金　龙脑叶　直僵蚕　酒炒柴胡　粉甘草　净白菊

灯心引。

可兼服上清丸。复拟此方，在人取用。

固元散火方

小生地　炒川连　赤芍　川郁金　酒炒柴胡　人参须　上化红　制僵蚕　天竺黄　胆南星　北细辛

复拟此方，听用。

扶正清解方

参须　漂术　防风　酒浸川羌　郁金　赤芍　直僵蚕　龙脑　化红　粉甘草　制天麻

久煨老姜引。

复拟此方，在人酌定。

地龙散痫丸

地龙取韭菜地所生者一两，中间有白带的，酒洗阴干　川羌酒蒸，五钱　虎睛一对　人参三钱　竺黄三钱　九转胆星一钱五分　急性子三钱，开花者　明雄黄细研末，水飞[①]　制天麻三钱　制熟飞净辰朱砂三钱，一半入药，一半为衣　黄油三钱　金箔[②]四十张，一半入药，一半为衣　上麝香三分　上化红五钱　制川郁金五钱

---

① 细研末水飞：原作“细研，水飞去”，据龙文堂本改。
② 金箔：原作“金薄”，据龙文堂本改。

双钩藤五钱

此方专治一切急慢惊、诸痫、天钓等症，实证①治法皆可用。上为细末，上神曲同陈米粉、上好醋②同水捣糊成丸，如芡实子，晒干，蒸过，加金砂为衣，阴干收贮。每服，用龙脑叶一分，真金、真纹银各一件，煎汤化服。未过周者，服半丸；二岁者，服一丸；年大者，三丸。

甘遂治痫丸

甘遂一钱，取猪心一个，用三管内血三条，将遂为末，血和匀，为饼。稍干，即将猪心劈为两片，将遂入内，外加线扎紧，勿令走动。再加绵纸包裹，入锅内蒸熟，不可过蒸。取药细研，猪心去之，不宜食。加入久制飞过熟朱砂二分，和匀，分为四丸。每服一丸，另煮猪心汤，食后化服，四次服完。倘未见效，再如此制服，可以全安。

治诸痫痰盛方

白明矾煅枯，一两五钱　制全蝎五钱　乌蛇酒浸一日去夜，取肉炙干　赤足蜈蚣一条，酒浸透，炙　制直僵蚕五钱　制南星五钱　制白附五钱　明雄黄五钱，一半入药，一半为衣　制熟朱砂二钱，另研，一钱入药，一钱为衣　上麝香一钱，另研

上为细末，用皂角三条长许者，去皮核，打碎，熬膏，同半夏曲搅糊成丸，如梧桐子大。每服，姜汤化下

① 实证：原作“实行”，据龙文堂本改。
② 上好醋：原作“上醋”，据下文改。

三丸。

沉香天麻方

沉香六分　天麻一钱五分　川乌一钱　益智炒，一钱　防风一钱　附片一钱　半夏二钱　酒浸川羌二钱　独活八分　当归三钱　炙草八分

煨姜引。

此方治久痫神怯。过服①镇坠寒凉之剂，可用。

久痫连绵不除方

炙芪三钱　漂术三钱　双钩五钱　细辛一钱五分　蝉蜕四十个　牛黄五分　蛇蜕四寸，酒浸，炙，取上节用　甘草三钱

上为细末，老姜煮枣肉，捣泥成丸，麻子大。参须汤送下数丸，量儿加减。

虎睛丸

虎睛一对　犀角摩汁入，一钱　熟军二钱　石菖蒲二钱　制远志二钱　麦冬一钱五分　蜣螂去足翅，炒，五个

上为细末，粟米粉搅糊成丸，如梧子大，熟朱砂为衣。每服五七丸，竹叶汤化服，或金银汤亦可。

此方专治惊痫邪气入心。

牛黄散解丸

白花蛇一条，酒浸一日，去酒，取肉炙酥　白附子五钱　真川乌五钱　制大全蝎五钱　龙脑叶三钱　吐牛黄一钱五分　炒雄

---

① 过服：原作“多服”，据龙文堂本改。

黄二两　制朱砂三钱　上麝香一钱　明天麻五钱

上药十味，除牛雄砂麝，先将六味为末，次将四味为末，和匀。取麻黄，去根，二两，用酒一斤，煎至一盏，去麻。将药入内熬干，勿至焦赤。众手急为丸，如芡实子大。用磁盘盛之，阴干。每一丸作五次服，用金银各一熬汤蒸化，频二服。

此药大能发散，体气旺、症强者，可服。

紫河车丸

紫河车一具，务要洗净①，洗必得法。重汤蒸烂②，焙干为末，加人参、当归，为末和匀。稍加陈米粉，搅糊成丸，如梧桐子大，每服七丸。此丸病痊，平时神气不足，肾亏脾弱者可服。或用人参白术散、四君子、六君子、异功散，总以扶脾利痰为主，日后再发必轻。切不可用金石镇压之药，否则，发时不轻，顷刻难救。

消痞肥儿丸

防风一两五钱　苏叶八钱　陈皮二两　神曲四两，二两入药，二两搅糊　麦芽一两　山楂二两　青皮八钱　川朴一两　乌药一两　芦荟六钱　君子仁二两　槟榔一两　莱菔子二两　鸡内金四两　扶活丹一两　獭虾蟆四两　制白壳虫二两　龙脑叶六钱　京赤芍一两　明雄黄三两，一两入药，二两为衣

上药二十味，务选道地，照法炮制，否则误人。用神

---

① 净：原脱，据龙文堂本补。
② 重汤蒸烂：原作“重汤久蒸烂”，据龙文堂本改。

曲同陈米粉，上好醋、河水搅糊成丸，如桂圆大，雄黄为衣。微晒干，晒过恐开。再蒸过，阴干收贮。三四岁者，服一丸；七八岁者，服二丸。俱用米饮蒸化服。

此方专治小儿痞症，腹[1]大如鼓，上有青筋，常吃木炭，不思饮食，黄瘦多烦等症。倘至不食，腰硬，不治。服药忌一切油腻，只宜吃稀饭。服至腹平，诸病皆退，可止，再加调理。

---

① 腹大如鼓：原作“服大如鼓”，据解经书屋本改。

校注后记

一、《幼科指归》的作者简介与版本现状

《幼科指归》，儿科著作，二卷，清代曾鼎著。曾鼎，字亦峦，号香田。生卒年不详，江西南城县人。同治十一年（1872）《南城县志》载：工医，驰名京邑，王公争礼之。鼎初习举艺，后以家贫理父业。旅豫章城驻白马庙，故为喻嘉言禅栖所。鼎学宗嘉言，专精脉理。初时有客来庙者，辄试诊之，尝曰：必熟平脉，乃识病脉也。如是者八载，后治疗多奇验，誉日起。游京都，名益震焉。性豁达慷慨，脱略势利，贫子窭人不计酬谢，反佽助之。权贵者少不加礼，不应聘。酒酣时，纵说古今得失，洞中肯綮。晚岁乃寓居豫章，卒年八十有奇。

经查阅古籍目录工具书及实地调研，笔者共收集到3种《幼科指归》版本，分别是清嘉庆十九年甲戌（1814）忠恕堂刻本、清咸丰六年（1856）龙文堂刻本及清解经书屋抄本。对这3个版本内容、版式等的考察显示，其内容基本相同。其中前两种刻本的半叶行数、每行字数、书口、边栏等版式均完全相同，根据底本与校本确定标准，本次《幼科指归》整理的底本定为刊刻时间在前的刻本，即北京中医药大学图书馆馆藏清嘉庆十九年甲戌忠恕堂刻

本，以天津医学高等专科学校图书馆馆藏清咸丰六年龙文堂刻本为主校本，南京中医药大学图书馆馆藏清解经书屋抄本为参校本，进行点校整理。

二、《幼科指归》的学术思想

《幼科指归》汇聚了曾鼎一生对幼儿的行医经验。卷一首论小儿下地慎重看养之法，次论小儿初生逐次蒸变转运十二经络法，以及小儿变蒸论治，最后为观面部辨色主证及三指脉法。卷二首为急慢惊证辨治，附方四十六首；次论发搐证、癫痫证，附方十四首；最后通论幼科用药之宜。本书对断脐、开乳、擦洗、哭睡等小儿保育论述较详。

该书的学术思想主要有如下几点：

1. 重视小儿生时保育之法

本书开卷首论“小儿下地慎重看养之法”。曾鼎认为，小儿生后要马上用荷叶熬热水，等水温稍凉后即用此给小儿擦洗。擦洗时应“自上至下，顺行轻擦，不可横擦，恐伤内气”。洗后用衣物包裹，使其安睡，“睡后哭，哭后睡，听其自然，切不可动之”。小儿开乳应“俟解过胎屎，对周一日夜，方可开乳”，开乳之前，先用茶浸过的细布轻洗“舌上正中，两旁齿根，上下唇吻”，切不可以贡墨开乳。吃乳时，“必要坐起端抱，断不可侧卧倒吃”，且宜温服，缓缓小量喂服，不宜过多。

2. 详述小儿蒸变转运之法

变蒸是指小儿在2岁以内，生长发育过程中机体表现于外的有规律性的一种反应。这种反应表现为：每隔32天有规律性地发作，症状多为发热微汗，状似伤寒。反应过后，即觉婴儿情志有异于前，神志见长。符合“变一变，长一长”的规律。其变蒸规律为“变以三十二日为一次，蒸以六十四日为一次。按计两次变，则一次蒸”。这样十变五小蒸、三大蒸全部完毕，共需五百一十二日。“盖变者，变生五脏；蒸者，蒸养六腑也”。蒸变完毕，小儿的脏腑气血、筋骨百骸方生长齐备。变蒸过程中可以出现轻重不同的证候，轻者不必用药，只要静卧即可，重者可以治疗，但应“立以和平之法，略为调解，以助其转移之力耳”。

3. 擅长小儿急慢惊证辨治

惊风一名，首见于宋代钱乙的《小儿药证直诀》。惊风，一般分为急惊风和慢惊风两类。曾鼎认为，急惊病因为“因闻大声，或惊而发搐，搐止如故，此热生于心”，症状包括“身热面赤，引饮，口中气热，二便黄赤，甚则发搐”，病机是“热甚生风，阳盛而阴虚”，治疗“宜以利惊丸除其痰热”。慢惊病“多因久病，或吐泻，或药饵伤损脾胃”，症状包括“肢体逆冷，口鼻气微，手足瘛疭，昏睡露睛”，病机是“脾虚神乱，阴阳两亏”，治疗“宜温白丸主之”。之后附方四十六首，详述药物、剂量、治法、主证。文中除综合各医家之说外，还点明其对急慢惊证的独特见解，总结了其运用这些方药的经验。

总书目

医经

内经博议

内经精要

医经津渡

灵枢提要

素问提要

素灵微蕴

难经直解

内经评文灵枢

内经评文素问

内经素问校证

灵素节要浅注

素问灵枢类纂约注

清儒《内经》校记五种

勿听子俗解八十一难经

黄帝内经素问详注直讲全集

基础理论

运气商

运气易览

医学寻源

医学阶梯

病机纂要

脏腑性鉴

校注病机赋

松菊堂医学溯源

脏腑证治图说人镜经

内经运气病释医学辨正

藏腑图书症治要言合璧

淑景堂改订注释寒热温平药性赋

伤寒金匮

伤寒考

伤寒大白

伤寒分经

伤寒正宗

伤寒寻源

伤寒折衷

伤寒经注

伤寒指归

伤寒指掌

伤寒点精

伤寒选录

伤寒绪论

伤寒源流

伤寒撮要

伤寒缵论

医宗承启

伤寒正医录

伤寒全生集

伤寒论证辨

伤寒论纲目

伤寒论直解
伤寒论类方
伤寒论特解
伤寒论集注（徐赤）
伤寒论集注（熊寿诚）
伤寒微旨论
伤寒溯源集
伤寒启蒙集稿
伤寒尚论辨似
伤寒兼证析义
张卿子伤寒论
金匮要略正义
金匮要略直解
高注金匮要略
伤寒论大方图解
伤寒论辨证广注
伤寒活人指掌图
张仲景金匮要略
伤寒六书纂要辨疑
伤寒六经辨证治法
伤寒类书活人总括
订正仲景伤寒论释义
伤寒活人指掌补注辨疑

诊　　法

脉微
玉函经
外诊法
舌鉴辨正
医学辑要
脉义简摩
脉诀汇辨
脉学辑要
脉经直指
脉理正义
脉理存真
脉理宗经
脉镜须知
察病指南
四诊脉鉴大全
删注脉诀规正
图注脉诀辨真
脉诀刊误集解
重订诊家直诀
人元脉影归指图说
脉诀指掌病式图说
脉学注释汇参证治
紫虚崔真人脉诀秘旨

针灸推拿

针灸全生
针灸逢源
备急灸法
神灸经纶
推拿广意
传悟灵济录
小儿推拿秘诀
太乙神针心法
针灸素难要旨
杨敬斋针灸全书

本　　草

药征
药鉴
药镜
本草汇
本草便
法古录
食品集
上医本草
山居本草
长沙药解
本经经释
本经疏证
本草分经
本草正义
本草汇笺
本草汇纂
本草发明
本草发挥
本草约言
本草求原
本草明览
本草详节
本草洞诠
本草真诠
本草通玄
本草集要
本草辑要
本草纂要
识病捷法
药征续编
药性提要
药性纂要
药品化义
药理近考
炮炙全书
食物本草
见心斋药录
分类草药性
本经序疏要
本经续疏证
本草经解要
分部本草妙用
本草二十四品
本草经疏辑要
本草乘雅半偈
生草药性备要
芷园臆草题药
明刻食鉴本草
类经证治本草
神农本草经赞
艺林汇考饮食篇
本草纲目易知录
汤液本草经雅正
神农本草经会通
神农本草经校注
分类主治药性主治
新刊药性要略大全

鼎刻京板太医院校正分类青囊药性赋

方　　书

医便

卫生编

袖珍方

内外验方

仁术便览

古方汇精

圣济总录

众妙仙方

李氏医鉴

医方丛话

医方约说

医方便览

乾坤生意

悬袖便方

救急易方

程氏释方

集古良方

摄生总论

辨症良方

卫生家宝方

寿世简便集

医方大成论

医方考绳愆

鸡峰普济方

饲鹤亭集方

临证经验方

思济堂方书

济世碎金方

揣摩有得集

亟斋急应奇方

乾坤生意秘韫

简易普济良方

名方类证医书大全

南北经验医方大成

新刊京本活人心法

临证综合

医级

医悟

丹台玉案

玉机辨症

古今医诗

本草权度

弄丸心法

医林绳墨

医学碎金

医学粹精

医宗备要

医宗宝镜

医宗撮精

医经小学

医垒元戎

医家四要

证治要义

松厓医径

济众新编

扁鹊心书

素仙简要

慎斋遗书

丹溪心法附余

方氏脉症正宗

世医通变要法

医林绳墨大全

医林纂要探源

普济内外全书

医方一盘珠全集

医林口谱六法秘书

温　病

伤暑论

温证指归

瘟疫发源

医寄伏阴论

温热论笺正

温热病指南集

瘟疫条辨摘要

内　科

医镜

内科摘录

证因通考

解围元薮

燥气总论

医法征验录

医略十三篇

琅嬛青囊要

医林类证集要

林氏活人录汇编

罗太无口授三法

芷园素社痎疟论疏

女　科

广生编

仁寿镜

树蕙编

女科指掌

女科撮要

广嗣全诀

广嗣要语

广嗣须知

宁坤秘籍

孕育玄机

妇科玉尺

妇科百辨

妇科良方

妇科备考

妇科宝案

妇科指归

求嗣指源

茅氏女科

坤元是保

坤中之要

祈嗣真诠

种子心法

济阴近编

济阴宝筏

秘传女科

秘珍济阴
女科万金方
彤园妇人科
女科百效全书
叶氏女科证治
妇科秘兰全书
宋氏女科撮要
节斋公胎产医案
秘传内府经验女科

儿　　科

婴儿论
幼科折衷
幼科指归
全幼心鉴
保婴全方
保婴撮要
活幼口议
活幼心书
小儿病源方论
幻科百效全书
幼科医学指南
活幼心法大全
补要袖珍小儿方论

外　　科

大河外科
外科真诠
枕藏外科
外科明隐集
外科集验方
外证医案汇编
外科百效全书
外科活人定本
外科秘授著要
疮疡经验全书
外科心法真验指掌
片石居疡科治法辑要

伤　　科

正骨范
伤科方书
接骨全书
跌打大全
全身骨图考正

眼　　科

目经大成
目科捷径
眼科启明
眼科要旨
眼科阐微
眼科集成
眼科纂要
银海指南
明目神验方
银海精微补
医理折衷目科
证治准绳眼科
鸿飞集论眼科

眼科开光易简秘本
眼科正宗原机启微

咽喉口齿

咽喉论
咽喉秘集
喉科心法
喉科杓指
喉科枕秘
喉科秘钥
咽喉经验秘传

养　　生

易筋经
山居四要
寿世新编
厚生训纂
修龄要指
香奁润色
养生四要
养生类纂
神仙服饵
尊生要旨
黄庭内景五脏六腑补泻图

医案医话医论

纪恩录
胃气论
北行日记
李翁医记
两都医案
医案梦记
医源经旨
沈氏医案
易氏医按
高氏医案
温氏医案
鲁峰医案
赖氏脉案
瞻山医案
旧德堂医案
医论三十篇
医学穷源集
吴门治验录
沈芊绿医案
诊余举隅录
得心集医案
程原仲医案
心太平轩医案
东皋草堂医案
冰壑老人医案
芷园臆草存案
陆氏三世医验
罗谦甫治验案
周慎斋医案稿
临证医案笔记
丁授堂先生医案
张梦庐先生医案
养性轩临证医案
养新堂医论读本

医　　史

综　　合